Barbara Plessl-Schorn (Hg.)
Patienten- und Angehörigenedukation
Aufgaben für Ausbildung und Praxis

Inhaltsverzeichnis

Vorwort

Dieser Tagungsband wurde anlässlich der Fachtagung „Patienten- und Angehörigenedukation – Aufgaben für Ausbildung und Praxis", welche am 14. November 2013 am Campus Rudolfinerhaus in Kooperation mit dem Österreichischen Gesundheits- und Krankenpflegeverband stattfand, herausgegeben. In der vorliegenden Publikation sind alle Beiträge der Referentinnen nachzulesen.

Das Thema dieser Fachtagung wurde aufgrund der Aktualität in der Pflegelandschaft gewählt. Patienten- und Angehörigenedukation zählt zunehmend auch im deutschsprachigen Raum zu den zentralen Aufgaben und Tätigkeiten von Pflegepersonen (vgl. Hirter/Flieder, 2011, S. 20; vgl. Klug Redmann, 2009, S. 11). Die Weltgesundheitsorganisation weist im Positionspapier „Gesundheit für alle" den Pflegepersonen eine wichtige Rolle zu, um die Ziele von „Gesundheit 21" zu erreichen. Als größte Gruppe von Gesundheitskräften in der Europäischen Union tragen sie stark dazu bei (WHO, 2008; vgl. Müller-Mundt et al., 2000, S. 42 ff.). Die Kostenträger wie auch die Politik fordern mehr Eigenverantwortung der Einzelnen zur Erhaltung der eigenen Gesundheit. Dadurch wird der Bedarf an Patientenedukation, aber auch an Präventionsarbeit deutlich steigen. Der Kosten-Nutzen-Aspekt der Patienten- und Angehörigenedukation wird dabei für die Kostenträger im Gesundheitswesen und in der Politik ein entscheidender Faktor sein (vgl. Zegelin, 2006, S. 16).

Die Notwendigkeit von Patienten- und Angehörigenedukation liegt in der Chronifizierung von Krankheiten, im Anstieg der Lebenserwartung der einzelnen Personen, in der sogenannten „Ergrauung" unserer Gesellschaft und in den damit verbundenen längeren Krankheiten und Einschränkungen begründet (vgl. Abt-Zegelin, 2002, S. 1). Eine fundierte Pflegeanleitung und -beratung wird immer zentraler werden, damit eine optimale Versorgungsqualität und die damit verbundene Lebensqualität gewährleistet werden können (vgl. Abt-Zegelin, 2012, S. 238 f.). Pflegende haben in Kliniken, Altenheimen und der häuslichen Pflege wie keine andere Berufsgruppe engen Kontakt und Beziehung zu den PatientInnen wie auch zu deren Angehörigen und zählen zu den ersten AnsprechpartnerInnen (vgl. Abt-Zegelin, 2012, S. 239). Aus diesem Grund sind sie prädestiniert für die Beantwortung von Fragen, für die Weitergabe von

Informationen und für die Anleitung und Schulung von Tätigkeiten. Gleichzeitig werden zusehends die PatientInnen und ihre Angehörigen mündiger (vgl. Wallach, 2005, S. 2 ff.) und fordern fachlich kompetente Beratung und Information. Evidenzbasierte Patienteninformation ist hierbei ein wichtiges Bindeglied, die es den PatientInnen ermöglichen soll, informierte Entscheidungen auf Basis der eigenen Präferenzen zu treffen (vgl. Köpke/Meyer, 2010, S. 13; vgl. Abt-Zegelin, 2012, S. 239). Die Patienten-Informationszentren (PIZ) tragen diesem Wissensbedarf Rechnung. Von diesen Zentren gehen zahlreiche Initiativen zur Entwicklung pflegebezogener Patienten- und Angehörigenedukation aus (vgl. Abt-Zegelin, 2007, S. 3 f.).

Die Zunahme der Komplexität von Krankheits- und Pflegesituationen ist mit ein Grund für die Unterstützung der PatientInnen und ihrer Angehörigen zu Selbstpflege und Selbstmanagement. Pflegepersonen sollen dabei nicht nur den Blick auf die PatientInnen und ihre Angehörigen richten. Vor dem Hintergrund steigender Belastungen und knapper Zeitressourcen droht durch ständiges Ignorieren der eigenen Bedürfnisse, das „Ausbrennen" der einzelnen Pflegekraft (vgl. Abt-Zegelin/Kocks, 2013, S. 93). Der Psychologe G. G. Bamberger nennt den Blick auf sich selbst bei zunehmender Komplexität von Pflegeaufgaben wichtig (vgl. Bamberger, 2013, S. 484 ff.). Mit sich selbst, den PatientInnen und Angehörigen in Beziehung zu sein, ist ein elementarer Bestandteil gelungener Beratung.

Die Thematik der Patientenedukation rückt in der täglichen Pflege immer stärker in den Vordergrund. Dies ist nicht nur an der Anzahl der Publikationen zu erkennen, sondern auch daran, dass immer mehr Pflegende Informationen zu dieser Thematik wünschen und Fort- und Weiterbildungen besuchen.

Bei der Auswahl der diesjährigen Referentinnen wurde darauf geachtet, dass von der Konzepterstellung über die Aus- und Weiterbildung bis zur Implementierung in die Praxis alle Bereiche vorgestellt werden. Zur Darstellung der Grundlagenarbeit konnte eine führende Konzeptentwicklerin in diesem Bereich, Frau Prof. Angelika Zegelin, gewonnen werden. Des Weiteren werden der Aufbau und die Umsetzung der Patientenedukation im Bereich Aus- und Weiterbildung in der Schweiz vorgestellt. Wie Patienten- und Angehörigenedukation in verschiedenen Settings in der Schweiz, in Deutschland und Österreich umgesetzt wird, wird beispielhaft jeweils von einer Pflegeperson aus diesen Ländern erläutert. Als „Zukunftsdiskussion" könnte die abschließende Podiumsdiskussion angesehen werden, wo es um die noch zu treffenden Angebote für PatientInnen und pflegende Angehörige ging.

Dieser Fachtagungsband kam durch die Zusammenarbeit vieler Personen zustande. Wir bedanken uns im Besonderen bei allen Referentinnen für die Beteiligung an der Tagung und für die Bereitschaft, ihre Referate für diesen Band im Vorfeld zur Verfügung zu stellen, sowie beim Verlag Facultas für die nun schon gewohnte gute und freundliche Zusammenarbeit.

Weiters bedanken wir uns bei den Mitgliedern des „Billroth-Vereins zur Förderung der Pflegeforschung am Rudolfinerhaus", im Besonderen beim Präsidenten des Vereins, Herrn Komm.-Rat Dr. Erich Witt.

Wien, im September 2013   Barbara Plessl-Schorn

Literatur

Abt-Zegelin, Angelika (2002): Patienten-und Familienedukation in der Pflege. Vortrag Berlin. http://patientenedukation.de/downloads/patienten-undfamilieneduka tion.pdf (Stand: 03. 09. 2013).

Abt-Zegelin, Angelika (Hg.) (2007): Patienteninformationszentren als pflegerisches Handlungsfeld. Aufbau und Gestaltung. Hannover: Schlütersche.

Abt-Zegelin, Angelika (2012): Gesundheitskompetenz ist gesellschaftlich wichtig. In: Die Schwester, Der Pfleger, 52 (01), S. 92–95.

Abt-Zegelin, Angelika/Kocks, Andreas (2013): „Ich muss selbst leben, was ich weitergeben soll". In: Die Schwester, Der Pfleger, 52 (01), S. 92–95.

Bamberger, Günter (2013): Sich selbst nicht aus dem Blick verlieren. In: Pflegezeitschrift, 66, S. 484–487.

Klug Redman, Barbara. (2009): Patientenedukation. Kurzlehrbuch für Pflege- und Gesundheitsberufe. Bern: Huber.

Müller-Mundt, Gabriele/Schaeffer, Doris/Pleschberger, Sabine/Brinkhoff, Petra (2000): Patientenedukation – (k)ein zentrales Thema in der deutschen Pflege. In: PfleGe, 5 (2), S. 42–53.

Walach, Harald/Meyer-Abich, Klaus-Michael (2005): Eigenverantwortung und gesunde Lebensweise. Thesen zu einer verantwortungsvollen Gesundheitspolitik für mündige Bürger. http://www.psychologie.uni-oldenburg.de/wilfried.belschner/vl_gw_2005_walach.pdf (Stand: 18. 09. 2013).

Zegelin, Angelika (2006): Patienten- und Familienedukation in der Pflege. In: Österreichische Pflegezeitschrift, 01, S. 16–21.

Beraten, Informieren und Schulen als Pflegeaufgabe: Das Wittener Konzept

Angelika Abt-Zegelin

Insgesamt nimmt in modernen Gesellschaften der Bedarf an Orientierung zu. Die Möglichkeiten werden immer komplexer, die Entscheidungen immer individueller.

Immerwährend ist der menschliche Wunsch nach „guten Gesprächen", nach Wertschätzung und Zugehörigkeit.

Bei einer gesundheitlichen Bedrohung steigen diese Bedürfnisse; man „möchte mit der Situation klarkommen". Erkrankungen sind heute chronisch, meistens gehen sie mit Ko-Morbidität einher – Menschen müssen lernen, trotz der Einschränkungen gut weiterzuleben. Die Therapieoptionen sind heute vielfältiger; überhaupt werden Behandlungen aufwändiger, viele Betroffene suchen nach Alternativen, nach sanfter Integration in ihren Alltag.

PatientInnen werden zunehmend kritischer, möchten mitbestimmen – darüber hinaus beschwören Versicherer und Politik die Eigenverantwortung, um Kosten zu sparen. Gleichzeitig nimmt die Kontaktzeit zu den Professionellen ab; sowohl in Kliniken als auch in Arztpraxen wird in Minuten „versorgt".

In früheren Jahren lag das gesamte Informationsmonopol beim Arzt („Da müssen Sie den Doktor fragen"). Seit klarer wurde, dass Pflege ein eigenständiges Aufgabenfeld ist, nämlich die Menschen zu befähigen, ihren Alltagsaktivitäten (wieder) nachzugehen – seitdem wird auch deutlich, dass hier spezielle „Interaktionsarbeit" gefordert ist. Die Bandbreite an psychopädagogischen Handlungen ist groß: Pflegende trösten, informieren, helfen Sinn zu finden, unterstützen Hoffnung, sorgen für Humor, halten schweigend die Hand, vermitteln, moderieren, dolmetschen u. a. m.

Diese „sprechende Pflege" findet zwar statt – anders geht es nicht –, aber sie ist beliebig, zufällig, wird bei Engpässen rasch aufgegeben, sie ist kaum dokumentiert und hat insgesamt keinen hohen Stellenwert. Pflege ist handwerklich orientiert; Gespräche gelten als „Schwatz". Pflegende, die sich hier engagieren, haben oft ein schlechtes Gewissen, weil „die Arbeit liegen bleibt". So wundert es nicht, dass hier kaum besondere Qualifikationen gefördert werden.

Eigentlich ist dies erstaunlich angesichts der Lage vieler PatientInnen/BewohnerInnen und Angehörigen – es geht ihnen nicht gut. Man schätzt, dass über die Hälfte der KlinikpatientInnen eigentlich eine besondere seelische Unterstützung brauchen, um ihre Krankheit besser zu bewältigen. Mit recht einfachen Vorkehrungen könnten so die Gesundheits-Outcomes deutlich gesteigert werden.

Die Pflegenden sind die größte Berufsgruppe im Gesundheitswesen. Sie sind überall präsent als erste AnsprechpartnerInnen, sie genießen Vertrauen und können gute Momente nutzen. In Deutschland mahnt der Sachverständigenrat (u. a. 2007) schon lange an, dass die Qualität der Versorgung deutlich steigen würde, wenn Pflegende mehr steuernde Aufgaben auch in Richtung Prävention und Rehabilitation übernehmen würden. In Berufsbildern, Ausbildungsgesetzen, Pflegetheorien, Kompetenzmodellen, in Standards und klinischen Pfaden – überall ist die interaktive Arbeit eine Kernkompetenz der Pflegeberufe. Zunehmend tauchen Konzepte einer erweiterten Pflege auf (Schober/Affara, 2008). Auch hier hat Beratung einen hohen Stellenwert, ganz abgesehen von Entwicklungen der Klientenberatung in Call-Centern, öffentlichen Pflegeberatungsstellen u. a. m.

Begonnen haben die Aktivitäten an der Wittener Universität gleich zu Beginn der Studiengänge 1995/96. Vorausgegangen war ihnen eine Studienreise in die USA, um das Primary-Nursing-Konzept am Beth-Israel-Hospital in Boston kennenzulernen. Zufällig wurde bei diesem Besuch auch das neue „Patient-Learning-Center" im Eingangsbereich der Klinik entdeckt: Alle Mitreisenden waren begeistert und es entstand die Idee, auch in Deutschland so etwas aufzubauen. Auf die Ausschreibung des Instituts meldeten sich mehrere KooperationspartnerInnen; eine Klinik aus Lüdenscheid und ein ambulanter Pflegedienst wurden ausgewählt. Unter der Leitung von A. Zegelin formierte sich eine Arbeitsgruppe aus Studierenden und KooperationspartnerInnen, 1999 konnte dann das erste „Patienten-Informationszentrum" am Lüdenscheider Krankenhaus eröffnet werden. Bis heute ist es ein Beispiel für andere Entwicklungen. Gleichzeitig wurde auch der Verein „Patienten- und Familienedukation in der Pflege" gegründet (www.patientenedukation.de); er bündelt ähnliche Vorhaben. Die Namensgebungen erforderten viele Diskussionen. Unter einem Patienten-informationszentrum verstehen wir eine Biblio-Mediothek unter pflegerischer Leitung, in der Ratsuchende (nicht nur PatientInnen) Gesundheitsinformationen finden können – sie erhalten Hilfestellung bei der Suche und Deutung der Informationen. Damit sollen eigentlich die edukativen und beratenden Angebote der direkten Pflege auf den Stationen ergänzt werden.

Patienteninformationszentren sollten in jeder Klinik vorhanden sein. Vorstellbar sind sie aber auch in Altenzentren, Volkshochschulen, Büchereien, Ärztehäusern usw. Wichtig für die Zentren sind eine zentrale Lage, großzügige Öffnungszeiten und ein guter Bekanntheitsgrad. Am wichtigsten sind jedoch kompetente Ansprechpersonen. Über Patienteninformationszentren wird an anderer Stelle in diesem Buch noch gesprochen (siehe den Beitrag von A. Monn, S. 81–91).

Viele Überlegungen flossen auch in die Idee ein, Patienten- und Familienedukation als Oberbegriff zu wählen. International ist dieser Begriff eingeführt, wobei unter „Education" im Englischen alle möglichen Lern- und Bildungsmaßnahmen gefasst werden (und nicht, wie fälschlicherweise angenommen wird, „Erziehung"). Es sind drei Kernaktivitäten, die darunter zusammengefasst werden: Information, Schulung und Beratung. Diese drei Aktivitäten sind hinreichend getrennt, können sich aber in einer Pflegesituation miteinander verknüpfen. In der letzten Zeit kommt noch die Moderation dazu: Gemeint sind Gespräche mit Familien, um diese bei der Pflegebedürftigkeit einer Person zu unterstützen.

Im deutschsprachigen Raum sind die Pflegeberufe ganz am Anfang dieser Aufgabenübernahme, in deutlicher und konzeptueller Entwicklung; in Qualifikationen, Forschung usw. sind sie (noch) nicht vertreten. Traditionell bewegen sich MedizinerInnen und PsychologInnen im Feld Patientenedukation, zum Teil liefern auch die Gesundheitswissenschaften Erkenntnisse – ganz überwiegend werden Patientengruppen addressiert. In all den Jahren wurden mehrere Forschungsanträge gestellt, ab 2000 z. B. ein Antrag zusammen mit LinguistInnen (Angewandte Gesprächsforschung) zum Thema Gespräche in der Pflege. Es gab keine Finanzierung („Was reden denn die Schwestern mit Patienten?"). Zusammen mit KardiologInnen wurde ein Antrag zur Entwicklung eines gestuften Selbstmanagement-Programmes für Herzinsuffizienz gestellt; auch dieser wurde abschlägig beschieden. Ebenso ging es auch mit Anträgen zur Evaluation eines Patienteninformationszentrums und mit einem Antrag zur Entwicklung/Implementierung eines Anleitungsprogrammes für Kehlkopf-Operierte.

Typisch für Pflegezusammenhänge ist dagegen die Individualisierung. Als Teil des Pflegeprozesses beziehen sich die pädagogisch-psychologischen Bemühungen auf eine konkrete Patientin/einen konkreten Patienten (evtl. mit Angehörigen).

Typisch ist auch die Zielgröße „Alltagskompetenz". Die bekannten Pflegetheorien/-modelle gehen davon aus, dass der Betroffene „selbst" seine Alltagsaktivitäten wieder gestalten kann.

In medizinischen Zusammenhängen geht es eher um Compliance, in psychologischen Kontexten um Verhaltensänderung – in der Pflege sollte es um Alltagsfähigkeit gehen. Auch Symptommanagement ist nur eine notwendige, aber keine hinreichende Zielgröße. Bis heute problematisch ist, dass in diesem Sinne keine Outcome-Parameter entwickelt wurden und (auch international) der Erfolg edukativer Interventionen in der Pflege mit „fremden" Maßstäben gemessen werden muss.

Kennzeichnend für Patienten- und Familienedukation in der Pflege ist auch eine riesige Bandbreite an Themen: Letztlich geht es immer darum, dass Betroffene trotz Krankheit ihren Alltag bewältigen und einen positiven Lebensentwurf anstreben. Es kann dabei um relativ einfache Tätigkeiten gehen, die ein/e Kranke/r selbst vollziehen soll: von sich eine Injektion setzen über ein Trinkprotokoll anfertigen und Sondenkost einnehmen bis hin zum Management ganzer Situationen, z. B. Leben mit Inkontinenz, Alltag mit einer chronischen Wunde, Umgang mit Angst oder Einhaltung eines komplexen Medikamentenregimes. Schließlich müssen langfristige Krankheitszustände gehandelt werden, ob es nun um Krebs, Herzinsuffizienz, Asthma, Parkinson, Diabetes, Demenz oder einen Schlaganfall geht.

Betroffene richten an Pflegende auch andere Fragen als an den Arzt: Kann ich damit schwimmen gehen? ... Darf ich meinen Papagei behalten? ... Kann ich Alkohol trinken? usw.

Oft tauchen die Fragen erst dann auf, wenn sich das Problem konkret stellt.

Bei der differenzierten Betrachtung erfolgreicher Aktivitäten fällt auf, dass eine ganze Reihe flankierender Elemente auftaucht: Es geht nicht nur um Wissen, sondern auch um Einstellungen, es geht um Motivation und Verantwortung, um Körperwahrnehmung und Fertigkeiten, es geht um Lesekompetenz (Abt-Zegelin, 2012), um Risikoabwägung, um Vertrauen in die BehandlerInnen, überhaupt um den Umgang mit den Professionellen. In diesem Sinn lassen sich mehrere „Etagen" der Tiefe des Eindringens unterscheiden: vom bloßen Faktenwissen bis hin zu einer reifen Handlungskompetenz, bei der Prinzipien verstanden sind und der Patient/die Patientin selbst gestalten kann, Optionen erfährt.

Im Wittener Konzept wird davon ausgegangen, dass jede Gesundheitsproblematik auch eine Lernaufgabe darstellt und dass die Betroffenen grundsätzlich bereit und in der Lage sind, einen aktiven Beitrag zu ihrer Gesundung zu leisten (Kocks/Segmüller, 2012a). Ein mächtiges menschliches Motiv ist es, wieder Kontrolle über die Situation zu erlangen, sein Leben in die eigenen Hände zu nehmen. In bedrohlichen Krankheitssituationen suchen die PatientInnen ebenfalls nach Sinn; auch dies sollte durch eine gute Pflege unterstützt werden. Alle Aktivitäten im Wittener Konzept sind begleitet von Hoffnungsunterstützung und Ermutigung (Abt-Zegelin, 2009).

Insgesamt eignen sich sehr viele theoretische Ansätze zur Fundierung einer pflegeorientierten Patienten- und Familienedukation; dies soll an dieser Stelle nicht umfangreich dargelegt werden. Zentral für das Wittener Konzept sind die Salutogenese (Kohärenzgefühl!; Antonovsky, 1997) und der Ansatz der Gesundheitskompetenz, aber auch die Kenntnisse über subjektive Krankheits-/Gesundheitstheorien sind wichtig: Empowerment, soziale Unterstützung, Verlaufskurven, Modelle der Verhaltensänderung (z. B. transtheoretisches Modell), Selbstwirksamkeit, Konstruktivismus u. a. m. Die Theorien widersprechen einander kaum; sie stammen einfach aus unterschiedlichsten Wissenstraditionen. Daneben sind zahlreiche Aspekte aus der pädagogischen Psychologie nützlich, etwa Kenntnisse über das Lernen und Behalten von Informationen. Dort wo Studien zu Alltagsfragen und Auswirkungen von Krankheit vorliegen, ist auch die Evidenzbasierung eine wichtige Orientierung.

Während in den ersten Jahren im Wittener Konzept Aufbau und Betrieb von Patienteninformationszentren im Mittelpunkt standen (Abt-Zegelin, 2007), verlagerten sich die Initiativen immer mehr in die direkte Pflege, in den Patientenkontakt auf den Stationen. Maßgeblich dafür waren mehrere studentische Projekte: Auf einer gynäkologischen Station wurde ein Programm zur Begleitung von Brustkrebs-Patientinnen entwickelt und implementiert. Ausgangspunkt war die Zertifizierung der Station zu einem

Brustzentrum. Hierzu musste die Klinik verschiedene Aktivitäten vorweisen, Veränderungen in der Pflege kamen jedoch nicht vor. Eineinhalb Jahre lang begleitete das Institut für Pflegewissenschaft das Stationsteam; dabei wurde klar, dass die Krankenschwestern den „Löwenanteil" auch der psychosozialen Begleitung der Frauen leisteten. Die Interaktionsarbeit war von guter Qualität, sie fand jedoch unterschwellig statt – nicht dokumentiert, ohne gegenseitige Absprachen; nach außen war dieser Anteil gar nicht bekannt. Alle diese Aktivitäten wurden nun „ans Licht gehoben", evtl. weiter qualifiziert, ergänzt und in ein zehnschrittiges Konzept gefasst.

Aus einem anderen, mehrjährigen Projekt auf einer HNO-Station entstand ein umfangreiches Anleitungskonzept für dauertracheotomierte PatientInnen (z. B. nach Kehlkopfkrebs). Mit dem Stationsteam wurden Gesprächsbausteine, kleine Schulungen, Leitfäden für Patienten, Dokumentations- und Anamnesebögen entwickelt und in der Praxis eingesetzt. Als zweiter Standort wurde das Programm im Uni-Spital in Zürich implementiert. Das Anleitungskonzept wurde später von der Firma Fahl (www.fahl.de) als Heft vertrieben. Trotz vieler Umfragen gelang es nicht, dieses Konzept auch auf anderen HNO-Stationen umzusetzen und zu evaluieren. Ein Forschungsantrag bei der Deutschen Krebshilfe wurde abschlägig beschieden.

Auf einer neurologischen Station wurde ein Programm zur Begleitung von Epilepsie-PatientInnen entwickelt (studentisches Projekt). Es resultierten daraus vier Gesprächseinheiten (mit Unterpunkten), die Inhalte wurden auf laminierten „Kitteltaschenkarten" zusammengefasst. Auch dieses Programm konnte nicht weiterentwickelt werden, da sich trotz Publikationen und Aufrufen keine weiteren Pflegeteams zur Umsetzung meldeten.

In allen Projekten spielt die Arbeit mit Broschüren eine Rolle. Schon früh wurde dazu die „Wittener Liste" entwickelt, eine Beurteilungshilfe für schriftliche gesundheitliche Informationen (Abt-Zegelin/Tolsdorf, 2009). Zum Teil wurden und werden auch Broschüren in Witten selbst entwickelt oder für andere Anbieter getestet. Im Rahmen von Projekten werden die zugänglichen Patienteninformationen von den Pflegeteams angesehen und ausgewählt. Die PatientInnen erhalten dann sukzessive Materialien – in der Regel ergänzt durch ein kurzes Gespräch.

Die Arbeit mit der Wittener Liste ist seitdem eine beliebte Möglichkeit für studentische Abschlussarbeiten. Zahlreiche Beispiele sind dazu entstanden: Auf der Homepage des Vereins ist jüngst eine Krankenkassen-Broschüre zur künstlichen Ernährung bei Demenz besprochen worden. Broschüren eignen sich auch als Leitfaden für Informationsgespräche. Der Verein Patienten- und Familienedukation zeichnet immer wieder gut gelungene Patientenbroschüren aus.

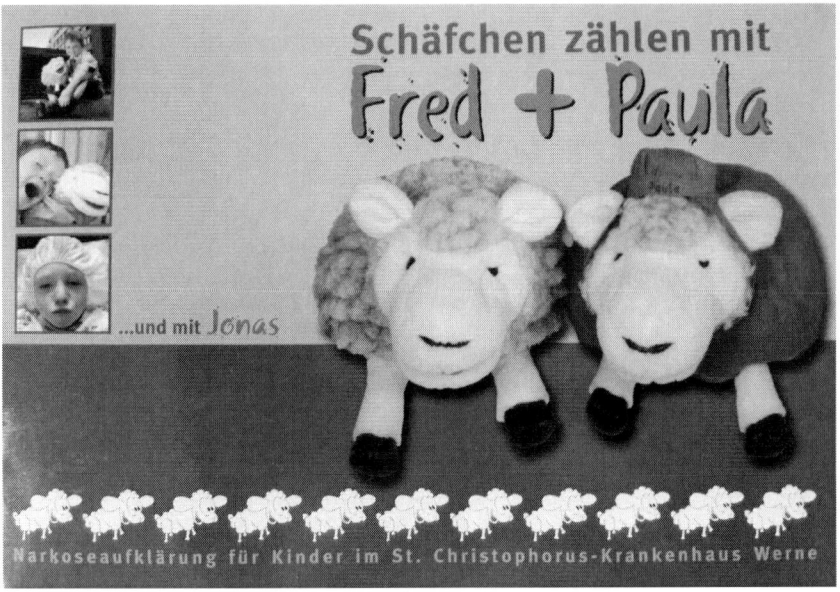

Abb. 1: Fred und Paula (Foto: Broschüren-Titelbild)

Innerhalb eines Moduls „Pflegebezogene Patientenedukation" im Studiengang wurde ein Gesprächsleitfaden „Antibiotika-Therapie" entwickelt. Es zeigt sich immer mehr, dass PatientInnen bessere Informationen zum alltäglichen Umgang mit Medikamenten brauchen; gerade die Antibiotika-Therapie muss streng eingehalten werden. Große Teile dieses Konzepts dienen der Sachanalyse; für das Patientengespräch resultierte schließlich eine Checkliste. In den ersten Umsetzungen zeigte sich, dass dieses Informationsgespräch im Durchschnitt 5–7 Minuten dauert. Diese Art von Gesprächsleitfäden kann in sehr vielen Situationen hilfreich sein. Im genannten Modul wurde auch versucht, gesundheitsfördernde Themen in ungewöhnlichen Settings – hier beim Friseur – umzusetzen.

Kurz nach der Eröffnung des ersten Patienteninformationszentrums kamen verschiedene Anfragen von den Stationen zur Entwicklung kleiner Schulungseinheiten, z. B. „Lernen einer Selbstinjektion" – der Ansatz „Mikroschulung" wurde geboren (Abt-Zegelin, 2006). Unter Mikroschulungen werden kurze Lehr-Lern-Einheiten verstanden, 15–20 min für eine/n oder zwei AdressatInnen. Schulungen sind ja geplante, zielorientierte und kleinschrittig didaktisierte Unternehmungen, am Ende findet eine Zusammenfassung oder Überprüfung statt. Hier handelt es sich um ein Thema, entweder um eine Einstellung, eine Wissensportion oder eine Fertigkeit wie etwa die subkutane Injektion. Mikroschulungen haben ein Konzept; sie folgen einem Ablauf in etwa zwölf Schritten. Sachanalyse, Zielebenen, Kurzanamnese und -evaluation sowie Dokumentation gehören dazu. Das Konzept „Mikroschulung" ist überaus bekannt geworden, an vielen Stellen wurden Mikroschulungen entwickelt – wichtig ist uns die Vergleichbarkeit und die gute Qualität. Das Netzwerk hat öffentlich – neben der Injektion – eine Mikroschulung zur Sturzvorbeugung zur Verfügung gestellt – auch die Netzwerkmitglieder veröffentlichen neue Mikroschulungen.

Das Department für Pflegewissenschaft hat vor einiger Zeit von der Firma Nutricia den Auftrag erhalten, eine Mikroschulung zum Thema „Sondenkostgabe" zu entwickeln. Diese Mikroschulung steht zur Verfügung unter www.nutricia.de/Fachkreise.

In diesen fast 15 Jahren sind zahlreiche Qualifizierungsangebote auf den Weg gebracht worden, von Vorträgen über ein- oder mehrtägige Seminare bis hin zu Fernlehrgangs-Weiterbildungen. Für die bekannten Pflegelehrbücher wurden Beiträge geschrieben, überhaupt sind sehr viele Publikationen aus dem Wittener Umfeld entstanden (siehe die Listen der Vereinshomepage). Nicht zuletzt soll auch die Herausgabe der Zeitschrift PADUA (Huber) die Patientenedukation durch Pflegende fördern.

In Deutschland haben Information und Beratung auch Aufschwung genommen durch die Vorgaben des Pflegeversicherungsgesetzes. Pflegekurse in unterschiedlichen Formaten und häusliche Einzelschulungen sollen pflegende Angehörige daheim unterstützen (Tolsdorf/Abt-Zegelin, 2013). Die großen Pflegekurse der letzten Jahre sind alle in Witten entstanden, u. a. der Kurs „Hilfe beim Helfen" für die Alzheimer Gesellschaft,

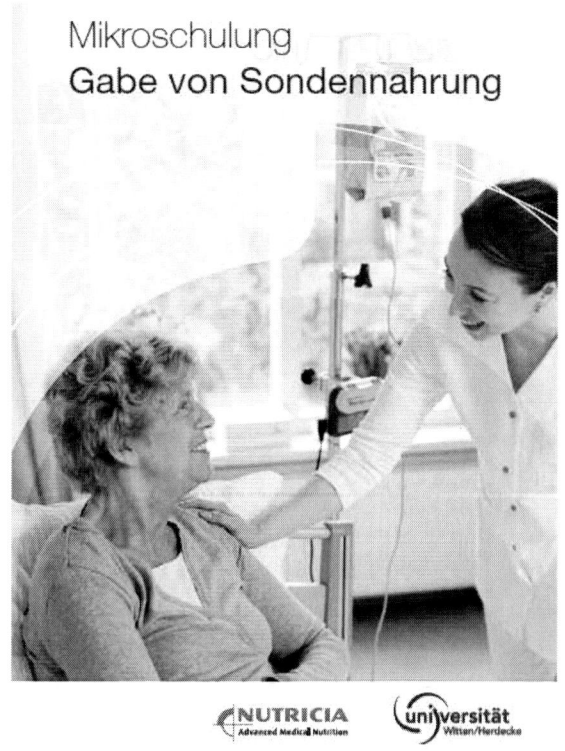

Abb. 2 : Mikroschulung (Foto)

das Programm „Pflege in der Familie" für das Deutsche Rote Kreuz oder der „Kurs für pflegende Angehörige" für das Bayerische Staatsministerium. Dieser ist das moderne „Flaggschiff" unter allen Pflegekursen; er ist auch als Buch im Reinhardt-Verlag erhältlich (Abt-Zegelin, 2010).

In allen Programmen für die häusliche Pflege ist – neben einer wissenschaftlichen Basis – die Unterstützung für den pflegenden Angehörigen selbst und die Alltagsorientierung für den Pflegebedürftigen leitend. Diese Ausrichtung findet sich auch in unseren Projekten zur Unterstützung pflegender Angehöriger im Quartier.

Seit einigen Jahren haben die Versicherten in Deutschland ein Recht auf „Pflegeberatung" – darunter wird eine rechtlich-organisatorische Information zu den Leistungsmöglichkeiten des SGB XI. verstanden. Diese Beratung wird von verschiedenen Berufsgruppen durchgeführt.

Für die Entwicklung einer spezifischen Beratungskonzeption für die professionelle Pflege eignet sich der Begriff Pflegeberatung bei uns nicht. Allerdings wird seit Jahren an einer passenden Beratungskonzeption für die Pflege gearbeitet. Inzwischen sind die „Wittener Werkzeuge" bekannter geworden – aber sie müssen noch weiter entwickelt werden (Kocks/Abt-Zegelin, 2012; Kocks/Segmüller, 2012b). Hintergrund war die Unzufriedenheit mit allen möglichen Beratungsentwürfen aus Psychologie und Pädagogik: Sie passen nicht so recht zum Pflegesetting mit handlungsbegleitenden, oft Ad-hoc-Gesprächen, an denen mehrere Menschen beteiligt sind. In gemeinsamer Arbeit mit dem Dipl.-Psychologen G. G. Bamberger wurde ein pragmatischer Ansatz geboren, der auf den Fundamenten der humanistischen Psychologie und auf Solidarität beruht (Bamberger, 2013).

Im Jahr 2010 wurden vier typische Pflegegespräche in der Zeitschrift „Die Schwester/Der Pfleger" veröffentlicht und von Herrn Bamberger kommentiert. Diese Serie erhielt viel Aufmerksamkeit, es wurde deutlich, wie vielgestaltig und kompetent die Pflegenden die Gespräche führten. In einem abschließenden Beitrag zum Rück- und Ausblick wurde der neue Beratungsansatz vorgestellt.

Zentral sind zehn „Werkzeuge": Fünf davon richten sich an die Klientin/ den Klienten und fünf Werkzeuge dienen der Selbstpflege. Dieser „Self-Care"-Ansatz geht von der Überzeugung aus, dass die Person des Beraters/ der Beraterin selbst entscheidend ist; er/sie muss aus dem „Vollen" schöpfen können, um Hilfe zu geben (Abt-Zegelin/Kocks, 2013).

Die Wittener Werkzeuge können in verschiedenen Formaten vermittelt werden; auf einer Homepage kann man sich über Termine und Veröffentlichungen orientieren (www.wittener-werkzeuge.de).

Abschließend soll noch auf die Aktivitäten der Sektion „Beraten – Informieren – Schulen" (BIS) in der Deutschen Gesellschaft für Pflegewissenschaft aufmerksam gemacht werden (www.dg-pflegewissenschaft.de/ 2011DGP/sektionen/klinische-pflege/bis-beratung-information-schulung). Auch hier geht es darum, die interaktive Seite der Pflegearbeit zu fördern. Die Sektion trifft sich etwa dreimal im Jahr und bearbeitet verschiedene Schwerpunkte. Zunächst ging es um Definitionen, um Umfang und Konzepte zum Thema in den Pflegeausbildungen. Zurzeit werden

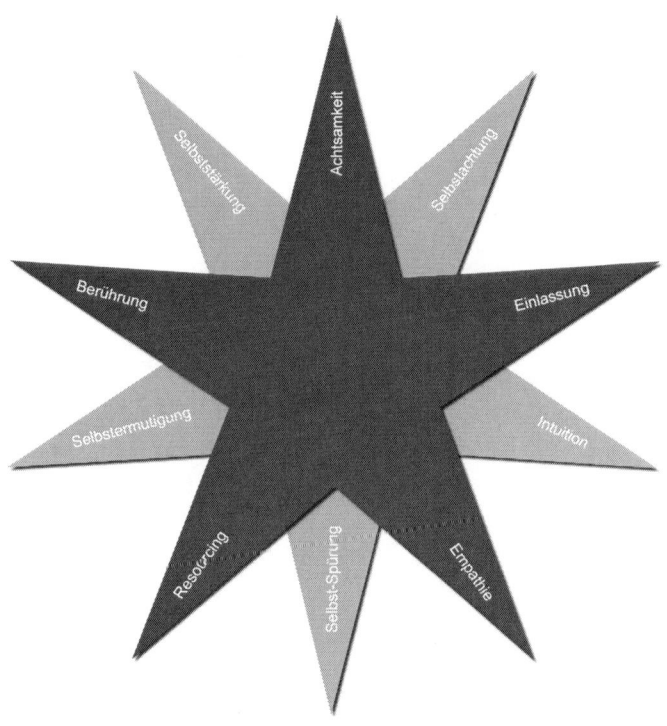

Wittener Werkzeuge

Abb. 3: Werkzeugkiste oder alternativ: Poster/Stern

mehrere Topics bearbeitet: Seit etwa einem Jahr fördert die Sektion die „kollegiale Beratung" in der Pflege und arbeitet dazu mit dem Psychologen K. O. Tietze zusammen. Dazu ist ein Leitfaden entstanden (Kocks/ Segmüller/Abt-Zegelin, 2012), und ein sehr erfolgreicher Kongress von 2012 wird im Jahr 2013 wiederholt. Die Sektion sieht die kollegiale Beratung als hervorragende Qualitätsentwicklungsmaßnahme für die edukative Arbeit an.

Ein weiterer Schwerpunkt ist die Beschäftigung mit Bildmaterial in Broschüren und Postern; dazu hat die Sektion Bewertungskriterien entwickelt und eine Publikation vorbereitet. Zur Zeit geht es um die Bewertung von

Patientenfilmen. Künftig möchte sich die Sektion mit Online-Beratungs-angeboten und der Mitwirkung von Pflegenden beschäftigen.

Literatur

Abt-Zegelin, Angelika (2006): Mikroschulungen – Pflegewissen für Patienten und Angehörige, Teil 1. In: Die Schwester, Der Pfleger, 45 (1), S. 62–65.

Abt-Zegelin, Angelika (2007): Patienteninformationszentren als pflegerisches Hand-lungsfeld: Aufbau und Gestaltung. Hannover: Schlütersche.

Abt-Zegelin, Angelika (2009): Hoffnung – Energiequelle in schwierigen Zeiten. In: Die Schwester, Der Pfleger, 28 (3), S. 290–294.

Abt-Zegelin, A./Tolsdorf, M./Schönberger, C./Tschainer, S. (2010): Kurs für pfle-gende Angehörige: Manual zur Kursgestaltung. Bayerisches Staatsministerium für Arbeit und Sozialordnung, Familie und Frauen. München: Reinhardt.

Abt-Zegelin, Angelika (2012): Patientenedukation: Gesundheitskompetenz ist gesellschaftlich wichtig. In: Die Schwester, Der Pfleger, 51 (3), S. 238–239.

Abt-Zegelin, A./Kocks, A. (2013): Ich muss selbst leben, was ich weitergeben soll. In: Die Schwester, Der Pfleger, 01, S. 92–95.

Abt-Zegelin, A./Tolsdorf, M. (2009): Auf den Alltag vorbereiten – Informieren als Aufgabe der Pflege: Hilfsmittel in der Patientenberatung – Mit Broschüren gezielt informieren –. CNE.fortbildung 2.2010, Lerneinheit 7, 3, 6–9. http://patienten edukation.de/downloads/LE_Patienten_schulen_und_beraten_Text-Tolsdorf.pdf

Antonovsky, A. (1997): Salutogenese: zur Entmystifizierung der Gesundheit, hg. v. Alexa Franke. Tübingen: Dgvt.

Bamberger, G. G. (2013): Gelingende Kommunikation: Entscheidend ist eine Haltung der Eingelassenheit. In: Die Schwester, Der Pfleger, 57 (7), S. 640–646.

Gossens, J. (2009): Wie Pflegekräfte Patienten und ihre Familien unterstützen können: Praxisbeispiele aus der Patienten- und Familienedukation. Hannover: Schlütersche.

Kocks, A./Abt-Zegelin, A. (2012): „Kann ich kurz was fragen?" Die Wittener Werk-zeuge: ein neuer Ansatz für Beratungsgespräche in der Pflege. In: Pflegenetz – Das Magazin für Pflege, 5, S. 12–15.

Kocks, A./Segmüller, T. (2012a): Patientenedukation – Beratung, Schulung, Informa-tion in der Pflege. Thieme Pflege, Bd. 12. Stuttgart: Thieme, S. 182–184.

Kocks, A./Segmüller, T. (2012b): „Wittener Werkzeuge". Ein Double Care Beratungs-ansatz für die Pflege. In: PADUA, 7 (2), S. 24–26.

Kocks, A./Segmüller, T./Abt-Zegelin, A. (2012): Kollegiale Beratung in der Pflege: Ein praktischer Leitfaden zur Einführung und Implementierung. http://www.dg-pflegewissenschaft.de/2011DGP/wp-content/uploads/2011/09/LeitfadenBIS1.pdf

London, F. (2010): Informieren, Schulen, Beraten. Praxishandbuch zur pflegebezogenen Patientenedukation. Bern: Huber.

Sachverständigenrat zur Begutachtung der Entwicklung im Gesundheitswesen (2007): Drucksache 16/6339: Kooperation und Verantwortung – Voraussetzungen einer zielorientierten Gesundheitsversorgung. http://dip21.bundestag.de/dip21/btd/16/137/1613770.pdf

Schober, M./Affara, F. (2008): Advanced nursing practice (ANP). Bern: Huber.

Tolsdorf, M./Abt-Zegelin, A. (2013): Bedürfnisorientierung ist entscheidend – Schulung pflegender Angehöriger. In: Die Schwester, Der Pfleger, 52 (06), S. 596–599.

Patienten- und Angehörigenedukation – Aufgaben für Ausbildung und Praxis

Andrea Brenner

1 Einleitung

In der Pflegepraxis gibt es immer wieder Diskrepanzen bezüglich Information, Schulung und Beratung vonseiten der PatientInnen, der Angehörigen und der Pflegefachpersonen. Die PatientInnen und Angehörigen nehmen die Information, Schulung oder Beratung von den Pflegefachpersonen als solche kaum wahr und erleben sich als auf die Selbstversorgung nach der Entlassung aus dem Krankenhaus nicht vorbereitet. Die Pflegefachpersonen ihrerseits haben oft den Eindruck, dass die PatientInnen und Angehörigen zu wenig Interesse an ihrer selbstständigen Versorgung zu Hause haben und diese bevorzugt den Pflegefachpersonen überlassen würden, auch wenn dies eine stationäre Wiederaufnahme mit sich bringt. Diese für alle Beteiligten unbefriedigende Situation veranlasste die Autorin, sich mit dem Thema Patientenedukation intensiv auseinanderzusetzen. Die Einbettung des Themas Patientenedukation in die Ausbildung der Pflegefachpersonen auf Bachelor- und Masterniveau und ein spezifisches Seminarangebot in verschiedenen Weiterbildungen oder Nachdiplomstudiengängen waren eine Folge dieser differenzierten Beschäftigung mit dem Thema Patienten- und Angehörigenedukation.

1.1 Hintergrund

Die in den letzten Jahren sich abzeichnenden Veränderungen im Gesundheitswesen, beispielsweise die ausgeprägte Nutzung technischer Möglichkeiten, die Reduktion der Ausgaben für das Gesundheitswesen und die sinkende Aufenthaltsdauer in einem Krankenhaus der somatischen Akutversorgung, führten zu einem erhöhten Bedarf an Patientenedukation (Gray, 2008; Clayton, 2009; Johansson et al., 2007). Die durchschnittliche Krankenhausverweildauer reduzierte sich in Österreich innerhalb von zehn Jahren um zwei Tage und betrug 5,9 Tage im Jahr 2011 (OECD, 2011). Diese Entwicklungen verlangen von den PatientInnen bzw. von deren Angehörigen vermehrt pflegerische und medizinische Aktivitäten, um die Selbstpflege zu Hause durchzuführen (Abt-Zegelin, 2006a, S. 17). Dem gegenüber steht die Tatsache, dass die Pflegefachpersonen aufgrund der verkürzten Aufenthaltsdauer und hohen Belegungsdichte der Kliniken wenig Zeit haben, die PatientInnen zu informieren, zu schulen oder zu beraten (Kielty, 2008; Smith/Liles, 2007; Tse/So, 2008). Folglich verlaufen die Entlassungsvorbereitungen unter Zeitdruck und bleiben oft unvollständig (Balaban et al., 2008).

Patientenedukation ist ein Kernelement der praktischen Arbeit von Gesundheitsfachpersonen (Redman, 2009) und insbesondere von Pflegefachpersonen (Best, 2001; Wingard, 2005). Auch im österreichischen Gesundheits- und Krankenpflegegesetz wurde die Auskunftspflicht gegenüber und Beratung von PatientInnen und Angehörigen sowohl im eigenverantwortlichen als auch im interdisziplinären Tätigkeitsbereich verankert (Allmer, 2006). Diverse Pflegediagnosen der North American Nursing Diagnosis Association (Herdman, 2011) beinhalten explizit einen edukativen Auftrag der Pflege. Nach Giger und DeGeest (2008) sind die Aufklärung und Schulung der PatientInnen und Angehörigen Angelegenheiten der Pflege (Giger/DeGeest, 2008, S. 1841). DeGeest (2008) beschrieb die kontinuierliche Information, die Förderung der Gesundheitskompetenz und die Adhärenz unter Berücksichtigung der Präferenzen von PatientInnen als wichtige pflegerische Ziele im Rahmen der medizinischen Grundversorgung (Schweizerischer Wissenschafts- und Technologierat, 2009). Pflegefachpersonen könnten durch ihre einzigartigen edukativen Kompetenzen die Gesundheitsbildung der PatientInnen fördern und sie zum Lernen befähigen (Palazzo, 2001; Krouse, 2001).

2   Problemstellung

Gesellschaft und PatientInnen wünschen sich mehr Informationen sowie aktive Partizipation und Selbstverantwortung im Hinblick auf ihre Gesundheitsversorgung (Coulter, 2009; Mühlhauser/Steckelberg, 2009; Rankinen et al., 2007). Die Betroffenen erhalten jedoch häufig nicht die erforderlichen Informationen bezüglich Diagnostik, Therapie und Entlassung (Coulter, 2009; Mühlhauser/Steckelberg, 2009) oder sie werden zu wenig in klinische Entscheidungen involviert (Hödke, 2002). Relevante Einflussfaktoren dieser Fakten bestehen darin, dass die Strukturen und Materialien nicht in ausreichendem Maß vorhanden sind (Mühlhauser/ Steckelberg, 2009) bzw. weder Pflegefachpersonen noch TherapeutInnen noch MedizinerInnen entsprechend darauf vorbereitet und dafür ausgebildet sind, professionelle BeraterInnen und PartnerInnen für das Selbstmanagement chronisch erkrankter Menschen zu sein (Holman/ Lorig, 2006; Perneger et al., 2002). Die Untersuchung der Patientenedukation durch die Pflegefachpersonen in einem österreichischen Akutkrankenhaus zeigte, dass Patientenedukation trotz positiver Einstellung der Pflegefachpersonen oft unsystematisch und unregelmäßig durchgeführt und von den PatientInnen kaum wahrgenommen wurde. Als hindernde Faktoren der Patientenedukation nannten die Pflegefachpersonen Zeitmangel, fehlendes Schulungsmaterial sowie unzureichendes pflegerisches und pädagogisches Fachwissen. Die meisten der befragten Pflegefachpersonen hatten lediglich in ihrer Grundausbildung zur Pflegefachperson einen Input über die Information, Beratung und Schulung erhalten (Brenner, 2012).

Die Auswirkungen der insuffizienten Patientenedukation sind Medikationsfehler, ungenügende Versorgung zu Hause oder Wiedereintritte in das Krankenhaus (Balaban et al., 2008; Schoen et al., 2009).

3 Aufgaben für die Aus- und Fortbildung

Patientenedukation ist definiert als ein Set geplanter Aktivitäten, die das Gesundheitsverhalten der PatientInnen oder deren Gesundheitsstatus oder beides zusammen verbessern sollen, nicht aber ausschließlich auf die Hebung des Wissensstandes abzielen (Lorig, 2001, S. III). Patientenedukation ist geprägt von den kommunikativen Kompetenzen der Pflegefachpersonen (Abt-Zegelin et al., 2006). Die Kommunikation mit den Fachpersonen entscheidet, ob PatientInnen eine auf Partnerschaft und Partizipation geprägte Zusammenarbeit erfahren (Caraher, 1998, S. 54).

3.1 Anforderungen kommunikativer Kompetenzen – eine Literaturübersicht

Die Literatur gibt wertvolle Anregungen, über welche Kompetenzen die Pflegefachpersonen verfügen sollen, um eine effiziente Patientenedukation durchführen zu können. Der Lesefreudigkeit wegen werden PatientInnen und Angehörige hier als Betroffene bezeichnet.

Damit die Betroffenen sich auf das Lernen oder die Beratung einlassen können, ist eine Phase der Beziehungsaufnahme und der Orientierung erforderlich. In dieser Phase sollen Ablauf und Inhalt der Edukation mitgeteilt werden. Patientenedukation richtet sich nach den Themen und Zielen der Betroffenen. Diese gilt es zu ermitteln und zu kommunizieren (London, 2010, S. 33 ff.). Erwachsene lassen sich nicht gerne vorschreiben, was sie tun, wie sie etwas lernen und in welchem Tempo sie es lernen sollen. Deshalb gilt es, die Präferenzen der Betroffenen und wann immer möglich die Inhalte oder Fertigkeiten, bei denen das Interesse der Betroffenen liegt, zu ermitteln. PatientInnen und pflegende Angehörige lernen leichter, wenn ihnen das Gelernte dabei nützt, im Alltag Probleme zu lösen oder ihre Sorgen zu reduzieren. Deshalb gilt es, die Erfahrungen, die Vorkenntnisse, Sorgen und Missverständnisse, Lerngewohnheiten, Lernstile, Kognition und Motivation der Betroffenen (Strömberg, 2005) zu erfassen. Auf dem systematischen Assessment baut die gesamte weitere Edukationsarbeit auf (van der Smagt-Duijnstee et al., 2001). Scharf Donovan et al. (2007) nehmen an, dass Patientenedukation am effektivsten ist, wenn Wissen und Vorstellungen der Betroffenen eruiert wurden, bevor Informationen angeboten werden (Scharf Donovan et al., 2007). Zudem entspricht es einem Grundprinzip des Lehrens, herauszufinden, was der Lernende weiß und was er wissen möchte (Docherty et al., 2008; Williams, 2008). Dies ist notwendig, damit neue Informationen auf der Basis des vorhandenen Wissens akzeptiert oder verworfen werden können (Best, 2001).

Eine lernfördernde, angenehme Atmosphäre ist eine wichtige Voraussetzung im Lehr- und Lernprozess (London, 2010, S. 84 ff.). Nicht zuletzt ist dies Ausdruck eines partnerschaftlichen Ansatzes der Patientenedukation. Diese Haltung kommt unter anderem auch darin zum Ausdruck, dass Betroffene und Pflegefachpersonen gleich viel Redezeit haben. Vor allem in der Beratung, welche auf eine dialogorientierte, individuelle Problemlösung abzielt, ist die aktive Partizipation der Betroffenen bedeutsam. Dies gilt ebenso für die Schulung, in der ein individueller Transfer in den Alltag der Betroffenen erfolgen soll. Die wichtigste Voraussetzung hierfür ist, dass die Betroffenen ihre Anliegen im Gespräch äußern können (London, 2010, S. 103).

Einen wichtigen Stellenwert hat die Einstellung der Pflegefachperson gegenüber den Betroffenen. An der Körpersprache ist zu erkennen, ob die Pflegefachperson eine partnerschaftliche Beziehung beachtet. Mögliche Merkmale hierfür können sein: Körperhaltung, Sprache, Lautstärke, Gestik, Blicke.

Um das Lernen zu fördern, müssen gesundheitsbezogene Informationen in einer spezifischen Form angeboten werden. Nur dann können sie das Wissen, die Fähigkeiten und das Verhalten der Betroffenen positiv beeinflussen. PatientInnen im Krankenhaus haben oft Schwierigkeiten, die erhaltenen Informationen zu verstehen, den entsprechenden Aufgaben nachzukommen (Clayton, 2009; Smith/Liles, 2007) oder sich daran zu erinnern (Smith/Liles, 2007). Deshalb sollten Pflegefachpersonen auf eine gut verständliche Sprache achten und ihre Informationen möglichst genau auf die Verständnismöglichkeiten der Betroffenen abstimmen. Ist dies nicht der Fall, kann es zu Frustrationen und einem Vertrauensverlust gegenüber den Pflegefachpersonen kommen (Boyde et al., 2009). Wissensdefizite oder ein ungenügendes Verständnis der erhaltenen Informationen können die Folge sein (Docherty et al., 2008). Darum gilt es zu evaluieren, ob die Betroffen adäquat informiert sind und Zweck und Inhalt ihrer Versorgung verstehen (Kielty, 2008).

Carlson et al. (2006) gehen davon aus, dass edukative Maßnahmen, die ausschließlich das Wissen von chronisch kranken Menschen erhöhen, nicht ausreichend sind. Für die Betroffenen ist entscheidend, das erworbene Wissen und die gelernten Methoden in ihren individuellen Alltag integrieren zu können (Carlson et al., 2006). Der Bezug zur Alltagssituation ist besonders für Menschen mit chronischen Erkrankungen relevant (Haselbeck, 2008). Um diesen zu begünstigen, soll ein Fokus im Rahmen der Patientenedukation auf die Erfahrungen, Wertvorstellungen und Wahrnehmungen der Betroffen gelegt werden (Leenerts et al., 2002; zit. nach Boyde et al., 2009).

4 Inhalt und methodische Überlegungen

In diesem Kapitel werden die Inhalte von Lehrveranstaltungen sowohl in der Ausbildung zur Pflegefachperson als auch in verschiedenen Fortbildungen beschrieben. Entsprechend der Berufserfahrung, Ausbildung und Dauer der Lehrveranstaltungen ändern sich der Differenzierungsgrad der Themen, die Ziele und damit auch Intensität und Niveau der bearbeiteten Inhalte.

4.1 Beschreibung des Begriffs „Patientenedukation"

Grundlage für ein wirkungsvolles Handeln in der Patientenedukation ist ein ausreichendes Verständnis des Begriffs „Patientenedukation" selbst. Nicht selten werden unter Pflegefachpersonen und PflegewissenschafterInnen in verschiedenen Funktionen Diskurse geführt, ob Patientenedukation ein Begriff ist, der noch verwendet werden kann. Dieser Diskurs sollte Gegenstand jeder Lehrveranstaltung zu diesem Thema sein, steckt hinter dieser Frage doch auch die Überlegung, mit welcher Haltung die Edukation angeboten bzw. durchgeführt wird. Deshalb sind die TeilnehmerInnen aufgefordert, ihre Erfahrungen auf der Grundlage einer differenzierten Begriffsbeschreibung zu reflektieren und in Gruppen auszutauschen. Die Konsequenzen für die eigene Berufspraxis sind ein Ergebnis dieser Auseinandersetzung mit dem Begriff Patientenedukation. „Patientenedukation" ist in vielen Ländern und überhaupt in der pflegewissenschaftlichen Literatur etabliert. In vielen Ländern – den Benelux-Staaten, in Großbritannien und Skandinavien, in den USA – und überhaupt in der pflegewissenschaftlichen Literatur ist „patient education" schon lange etabliert. Der Begriff Patientenedukation umfasst nicht nur die Patienten selbst, sondern auch die pflegenden Angehörigen. (Abt-Zegelin, 2006b, S. 16). PatientInnen sind Personen, welche ein definiertes Gesundheitsproblem haben oder medizinischer Behandlung bedürfen (Lorig, 2001, S. III; Caraher, 1998, S. 49). Angehörige sind Personen, die sowohl aus der Herkunftsfamilie als auch aus Wahlfamilien sowie aus den Partnerschaften der PatientInnen stammen können (Spirig/Bischofberger, 2000; zit. nach Bischofberger, 2004).

Ewers (2001) übersetzt „patient education" als Patientenanleitung und bezeichnet damit „einen geplanten und reflektierten Lernprozess, der mit Blick auf die jeweilige Zielgruppe spezifischen Lehr- und Lernzielen folgt, didaktische und methodische Entscheidungsprozesse erfordert und gemeinhin mit Instrumenten zur Überprüfung von Lernfortschritten verknüpft ist. Zielgruppe dieser Form der Anleitung können sowohl Patienten, deren Angehörige als auch andere informelle Helfer sein (z. B. Mitglieder von Selbsthilfeorganisationen). Insofern greift die häufig verwendete Bezeichnung ‚Patientenanleitung' (engl. auch ‚patient education') zu kurz. Intention dieser Anleitung ist der Erwerb alltagspraktischer Handlungskompetenz, mit der eine gesundheitsbedrohliche Situation bzw. die möglichen Konsequenzen daraus (z. B. Pflegebedürftigkeit) optimaler bewältigt werden kann" (Ewers, 2001, S. 6).

Van den Borne (1998) definiert Patientenedukation aus der Sicht der Betroffenen und intendiert damit die Verbesserung, Erhaltung oder die Bewältigung eines – in der Regel – chronischen Zustands. Gemäß van den Borne (1998) ist Patientenedukation eine systematische Erfahrung, in welcher eine Kombination verschiedener Methoden eingesetzt wird, um die Art des Krankheiterlebens sowie Wissen und Gesundheitsverhalten einer Patientin/eines Patienten zu beeinflussen. Als Methoden führt van den Borne (1998, zit. nach Engers et al., 2008) die Bereitstellung von Informationen, Beratung und Techniken der Verhaltensveränderung an.

In den Beschreibungen geht es also nicht um ein Aufpfropfen oder Eintrichtern von Wissen, wie das lateinische Verb „docere" vorgeben mag. Das Verb „docere" suggeriert eine Expertenrolle. Die Assoziation von Patientenedukation mit Patientenerziehung liegt nahe und präsentierte sich mehrere Jahre in dem Vorurteil, Patientenedukation sei eine autoritäre Angelegenheit (Caraher, 1998, S. 52).

Das lateinische Verb „ducare" hat die Bedeutung von ziehen, etwas herausziehen. „Education" meint das Hervorlocken einer Motivation aus einer Person, um sie auf ein Ziel hinführen zu können (Bisonó et al., 2006, S. 73). Eine revolutionäre Veränderung im Gesundheitswesen des 21. Jahrhunderts ist die stärker an Gleichberechtigung orientierte Beziehung zwischen PatientInnen und Fachpersonen (Gray, 2008). In diesem Sinne versteht Abt-Zegelin (2002) Patientenedukation als „gleichberechtigten Interaktionsprozess zwischen Patienten und den Pflegenden, welcher sich mit der Unterstützung von Menschen im Umgang mit den Auswirkungen einer Krankheit befasst" (Abt-Zegelin, 2002; zit. nach Bredehöft, 2006, S. 12). Der Fokus der Patientenedukation durch Pflegefachpersonen liegt in der Alltagskompetenz der PatientInnen oder auch anderer KlientInnen des Gesundheits- und Pflegefeldes (Abt-Zegelin, 2009; zit. nach Schäfer, 2009; Ewers et al., 2001).

Der Aspekt der gleichberechtigten Partnerschaft und die Integration der Angehörigen in der Definition von Patientenedukation nach Abt-Zegelin (2006) spiegelt das Verständnis von Patientenedukation der Autorin wider. Außerdem ist die gleichberechtigte Position der PatientInnen in der pflegerischen Versorgung im Verständnis einer evidenzbasierten Pflege verankert. Deshalb dienen die Definitionen von Abt-Zegelin (2006) und Lorig (2001) als Basis für jedes Fortbildungsangebot, unabhängig vom Niveau der TeilnehmerInnen und der Dauer des Angebotes.

In den weiteren Ausführungen wird ausschließlich der Begriff Patientenedukation verwendet, wobei wie in den oben aufgeführten Definitionen die Angehörigen immer involviert sind.

4.2 Prozess der Verhaltensänderung

Um eine effiziente, wirkungsvolle sowie partnerschaftlich orientierte Patientenedukation anzubieten, sind das zu vermittelnde Fachwissen, kommunikative Kompetenzen und das Verständnis für den Prozess einer Verhaltensänderung notwendig. Viele medizinische und pflegerische Maßnahmen zur Selbstversorgung zu Hause bzw. zur Stabilisierung des Gesundheitszustandes und zur Förderung des Befindens fordern von den Betroffenen eine Veränderung der Lebensgewohnheiten, Anpassungen in der Alltagsgestaltung oder das Erlernen von gänzlich neuen Verhaltensweisen. Deshalb müssen die Fachpersonen im Gesundheitswesen und insbesondere die Pflegefachpersonen ein fundiertes Verständnis vom Prozess einer Verhaltensänderung haben, um die PatientInnen und pflegenden Angehörigen darin zu unterstützen.

4.3 Lernen von Erwachsenen und beeinflussende Faktoren

Lernen ist ein Prozess des Anknüpfens und Vernetzen von Assoziationen an ein individuell entwickeltes Grundmuster. Dieses Grundmuster bezeichnet Vester (2001) als Lerntyp. Das Lernen selbst ist von außen nicht feststellbar, sondern kann nur durch das beobachtbare Verhalten erschlossen werden. Lernen ist also sowohl bei den PatientInnen und Angehörigen als auch bei den TeilnehmerInnen einer Lehrveranstaltung zu Patientenedukation durch wahrnehmbares Verhalten erkennbar. Das Resultat des Lernprozesses kann in Form des intendierten Verhaltens festgestellt und somit auch evaluiert werden. Diese Annahme hat einen unmittelbaren Bezug zur Vereinbarung von Zielen im Rahmen der Patientenedukation.

Erwachsene lernen am besten, wenn ihre Erfahrungen und wenn sie als Person respektiert werden (London, 2010). Das bedeutet, dass sowohl die PatientInnen und Angehörigen als auch die TeilnehmerInnen einer Lehrveranstaltung Feedback zu ihren Leistungen erhalten müssen. In den Lehrveranstaltungen erhalten die TeilnehmerInnen die Gelegenheit, verschiedene edukative Situationen aus der Praxis zu reflektieren und unter einem anderen Fokus durchzuführen. Die Reflexion erfolgt anhand definierter, theoretisch gestützter Qualitätskriterien, welche die TeilnehmerInnen auch im eigenen Berufsfeld nutzen können, um ihre kommunikativen Kompetenzen weiterzuentwickeln. Feedback zu geben, erfordert neben einer wertschätzenden Haltung und Kommunikation auch Beobachtungskompetenzen und differenziertes Fachwissen. Durch strukturierte Instrumente mit konkreten Beobachtungskriterien lernen die Pflegefachpersonen, Kompetenzen und Entwicklungspotenziale im Bereich der Patientenedukation differenziert zu erkennen und Schlussfolgerungen für ihren Alltag in der Pflegepraxis abzuleiten. Wie bei der Edukation mit PatientInnen und Angehörigen auch stärken die Erfolgserfahrungen in der Lehrveranstaltung die Selbstwirksamkeit bezüglich kommunikativer Kompetenzen und fördern die Optimierung des Verhaltens hinsichtlich Patientenedukation in der Pflegepraxis.

Eine Form der Reflexion des Gelernten in einer Pflegepraxis mit wenig zeitlichen und strukturellen Ressourcen sind offene, situationsbezogene Fragen. Ebenso geeignet sind Checklisten oder Fragebögen. Im pflegepraktischen Alltag sind schriftliche Evaluationsinstrumente nicht überall verfügbar. Deshalb lernen die TeilnehmerInnen, wie sie die spontanen edukativen Aktivitäten während anderer pflegerischer Verrichtungen für die PatientInnen als Lernsituation bewusst wahrnehmbar machen können. Diese sogenannten pädagogischen Momente in der Pflege werden durch eine kurze Reflexion in diesem Moment zu einer wertvollen Schulungs-, Beratungs- oder Informationssituation. Im Weiteren ermöglicht eine Reflexion die Erweiterung von Erfolgserfahrungen und kann für den weiteren Erwerb von Wissen, Fertigkeiten und Fähigkeiten Anreize setzen.

4.4   Assessment und Lernziele der Patientenedukation

Der Aufenthalt im Krankenhaus oder in einer Rehabilitationsklinik genügt in der Regel nicht, um eine Verhaltensänderung vollständig zu begleiten oder Sicherheit in den zu lernenden pflegerischen und medizinischen Maßnahmen zu erwerben. Deshalb sind das Assessment der Vorkenntnisse, Fähigkeiten, Fertigkeiten sowie das Erkennen von Lerntyp und Lernbereitschaft sehr wichtige Aufgaben der Pflegefachperson. Es ist an ihr, in der Rolle als Expertin/Experte Fragen zu stellen, die die Betroffenen aus ihrer Situation heraus noch nicht stellen (können), es ist an ihr, herauszufinden, welches Wissen und welche Fertigkeiten und Fähigkeiten die Betroffenen benötigen, um den Alltag zu bewältigen und im Prozess der Verhaltensänderung nicht entmutigt, sondern unterstützt zu werden. Empowerment bedeutet, den Betroffenen diejenige Information, Schulung und Beratung anzubieten, welche ihnen von Nutzen ist im Alltagsmanagement und in der Bewältigung ihres veränderten Gesundheitszustandes bzw. ihrer veränderten sozialen Rollen. Nicht alle PatientInnen und Angehörige wollen oder können ein umfassendes Verständnis ihres Krankheitsbildes bewältigen, und nicht alle benötigen für die adäquate Umsetzung der Selbstversorgung das gleiche Wissen wie Pflegefachpersonen.
Eine weitere zentrale Voraussetzung für eine angemessene und effektive Patientenedukation ist die Vereinbarung der zu erwerbenden Kenntnisse, Fertigkeiten und Fähigkeiten. Lernziele, insbesondere verhaltensorientierte Lernziele, dienen den Betroffenen als Orientierung, besitzen motivierenden Charakter und können zur Evaluation des Lernerfolgs verwendet werden. Ganz besonders bedeutsam in diesem Kontext ist es, zu

respektieren, dass die Präferenzen der PatientInnen und die Spezifika der Alltagssituation in die Lernziele integriert werden. Daher ist es sinnvoll, von Lernzielvereinbarungen auszugehen. Die TeilnehmerInnen trainieren mittels praktischer Übungen anhand konkreter Situationen aus ihrer Berufspraxis das Assessment und die Vereinbarung von Lernzielen.

4.5 Systematisches Vorgehen in der Patientenedukation

Die Reflexion der gewonnenen Kompetenzen in der Patientenedukation stärkt das Bewusstsein der TeilnehmerInnen für den Bedarf an systematischer Edukation und an der Modularisierung von pflegerischen Inhalten und Maßnahmen, welche im Rahmen eines differenzierten Entlassungsmanagements vermittelt werden. Die TeilnehmerInnen erkennen, dass eine systematische Patientenedukation nicht im Gegensatz zu einer individuellen Patientenedukation steht. Sie erkennen ebenso, dass standardisierte Informationsvermittlung und Schulungen die Wirksamkeit der Patientenedukation fördern bzw. dass diese erst durch die Systematik transparent werden kann. Praktische Lernsequenzen und das begleitete Erarbeiten von modularisierten Schulungssituationen, schriftlichen Patienteninformationen sowie Assessment- und Evaluationsinstrumenten fördern den Transfer der erworbenen Kenntnisse in die Pflegepraxis.

4.6 Bewertung schriftlicher und web-basierter Patienten-informationen

Schriftliche Patienteninformationen fördern einerseits das Lernen und die Umsetzung von medizinisch-therapeutischen Verordnungen sowie pflegerischen Maßnahmen. Andererseits unterstützen sie das systematische Vorgehen in den edukativen Aktivitäten der Pflegefachpersonen und erleichtern die Evaluation bzw. Dokumentation der Patientenedukation. Die Vielfalt der existierenden schriftlichen Patienteninformationen und webbasierten Informationen ist nicht nur für die Betroffenen eine Quelle der Verunsicherung, sondern auch eine Herausforderung für den praktischen Einsatz im pflegerischen Alltag. Deshalb erwerben sich die Pflegefachpersonen in den Lehrveranstaltungen die Kompetenz, die Qualität von

Patienteninformationen anhand definierter Kriterien zu evaluieren (z. B. DISCERN®) und das Optimierungspotenzial dieser Patienteninformationen zu ermitteln. In weiterer Folge erarbeiten sie allenfalls Anpassungen für den praktischen Einsatz in ihrem Pflegealltag.

4.7 Förderung von Beratungskompetenzen

Obwohl in vielen pflegerischen Ausbildungen Kommunikation ein bedeutsamer Inhalt darstellt, fühlen sich nicht wenige Pflegefachpersonen hinsichtlich ihrer Beratungskompetenzen unsicher – insbesondere in jenen Situationen, in denen die PatientInnen Lebensgewohnheiten verändern müssen (z. B. Ernährung im Kontext eines Diabetes mellitus) und diese Verhaltensveränderungen nicht so erfolgreich verlaufen, wie sich das die Fachpersonen oder die Betroffenen vorstellen. Re-Hospitalisierungen sind die Folge, und oft interpretieren sowohl die Betroffenen als auch die Pflegefachpersonen dies als Zeichen eines Versagens, mangelnder Adherence oder reduzierter Lern- und Lehrfähigkeiten. Partnerschaftlich ausgerichtete Kommunikation, wie sie in der motivierenden Gesprächsführung von Rollnick und Miller (1991) entwickelt wurde, dient den Fachpersonen dazu, die Betroffenen zu den erforderlichen Verhaltensänderungen zu befähigen bzw. dazu, sie in ihrem Prozess der Verhaltensänderung positiv beeinflussend zu begleiten. Pflegefachpersonen erkennen in der Auseinandersetzung mit dieser Kommunikation klarer die Verantwortung der Betroffenen und die professionelle Verantwortung im Prozess einer gesundheitsfördernden Verhaltensänderung. Zudem erfahren sie eine größere Methodenvielfalt für ihre Beratungen im Pflegealltag. Je nach Funktion und Kompetenzen der TeilnehmerInnen sind die Ziele und Inhalte für Pflegefachpersonen in Master-Studiengängen zu vertiefen und zu erweitern. Beispielsweise haben Modelle der Verhaltensänderung oder Theorien der Gesundheitsförderung sowie das Thema Gesundheitskompetenz einen größeren Stellenwert in Master-Studiengängen. Die Vertiefung in spezifische Edukationsprogramme und das Verständnis ihrer Wirksamkeit sind für Pflegefachpersonen auf Master-Stufe ebenso relevant. Pflegefachpersonen mit einem Masterabschluss benötigen zur Evaluation edukativer Aktivitäten oder zur Entwicklung evidenzbasierter Schulungsmaterialien ein fundiertes Verständnis der Forschungsresultaten evidenzbasierten Patienteninformationen, Kommunikationsmodellen oder der Evaluationsforschung.

5 Aufgaben für die Praxis

Generell hat die Praxis einerseits die Aufgabe, den Transfer der in Aus- und Fortbildung erworbenen Kompetenzen zur Patientenedukation zu ermöglichen bzw. zu fördern und andererseits den Effekt auf das Selbstmanagement der PatientInnen und Angehörigen zu evaluieren. Denn Patientenedukation ist zentral für die Realisierung der Personen-, Patienten- und Familienzentrierung in der Gesundheitsversorgung. Nachfolgend werden einige Aufgaben beschrieben, die sich aufdrängen, um die Patientenedukation durch Pflegefachpersonen weiterzuentwickeln.

5.1 Systematik und Qualität der Patientenedukation durch die Pflegefachpersonen erfassen

Die betriebsinterne systematische Evaluation der durchgeführten Aktivitäten in der Patientenedukation durch die Pflegefachpersonen zeigt, welches die häufigsten edukativen Aktivitäten sind und ob sie systematisch und unter Berücksichtigung erforderlicher Qualitätskriterien durchgeführt werden. Diese Daten sind eine notwendige Basis zur gezielten Optimierung der Patientenedukation, um die erforderliche Wirksamkeit bei den Betroffenen erreichen zu können. Je nach Organisation und Intention der Datenerhebung kann diese Erfassung auch auf andere an der direkten Versorgung beteiligte Berufsangehörige ausgedehnt werden.

5.2 Kompetenzen der Pflegefachpersonen bezüglich Patientenedukation ermitteln

Neben den Kompetenzen in der Gesprächsführung im Rahmen einer Beratung oder den methodischen Kompetenzen einer Schulung steht der Alltagsbezug als wichtiges Zentrum in der Patientenedukation durch die Pflegefachperson. Deshalb ist es sehr empfehlenswert, in der Pflegepraxis zu ermitteln, ob und wie der Alltagsbezug und die Integration der Lebenswelt in die edukativen Aktivitäten durch die Pflegefachperson zum Ausdruck kommen. Insbesondere in der Edukation von chronisch kranken Menschen ist das Assessment der Vorkenntnisse, Erfahrungen und pflegerischen Probleme der Versorgung zu Hause die wichtigste Grundlage für eine wirksame Patientenedukation. Im Weiteren ist es wichtig, die Kompetenzen im Assessment, in den Zielvereinbarungen, in Dokumentation und Evaluation zu erfassen.

5.3 Strategien entwickeln zur Optimierung der Patientenedukation

Nicht wenige Pflegefachpersonen erleben, dass weder die PatientInnen noch andere Berufsgruppen, beispielsweise Ärzte, Physiotherapeuten oder das Klinikmanagement, die edukativen Aktivitäten der Pflegefachpersonen wahrnehmen. Um dies zu verändern, raten ExpertInnen zu einer systematischen Patientenedukation (Feldman-Stewart et al., 2009; Abt-Zegelin, 2006). Dazu empfiehlt es sich, strategische Überlegungen anzustellen und ein ressourcenangepasstes Projektmanagement durchzuführen. Da Patientenedukation mehrfach täglich und von allen an der direkten Versorgung beteiligten Berufsgruppen durchgeführt wird, sind bei einer Veränderung ökonomische, personelle, strukturelle und prozessuale Aspekte zu berücksichtigen. Eine klar definierte Strategie mit einem konkreten Masterplan sind relevante Erfolgsfaktoren in der Umsetzung für alle beteiligten Personengruppen. Wesentlich zu beachten ist, dass die Fragen, Anregungen, Unsicherheiten der beteiligten Fachpersonen vor der Entwicklung einer Strategie aufgenommen werden, damit die Maßnahmen von den Pflegefachpersonen und anderen Berufsangehörigen auch umgesetzt werden.

5.4 Strukturen und Prozesse schaffen, die die Integration der Patientenedukation in den Pflegeprozess fördern

Einerseits tragen betriebsspezifische Fortbildungen über Patientenedukation dazu bei, dass die Pflegefachpersonen die Kompetenzen in den edukativen Aktivitäten weiterentwickeln und dass der Transfer in den praktischen Pflegealltag unterstützt wird. Andererseits findet in den Fortbildungen auch die Auseinandersetzung bezüglich der Haltung (z. B. partnerschaftliche Interaktion) gegenüber Patientenedukation statt, wodurch die TeilnehmerInnen ein kollektives Verständnis ihres Auftrags, ihrer Verantwortung und ihrer Qualitätsanforderungen entwickeln. Dieser Prozess ist ein supportiver Aspekt in einem Optimierungsprozess der Patientenedukation.

Schulungsmaterialien, Checklisten, Fragebögen, evidenzbasierte schriftliche Patienteninformationen oder Formulare zu Assessment, zu Dokumentation und Evaluation edukativer Aktivitäten, die an die betriebsspezifische Situation adaptiert wurden, fördern einerseits das systematische Vorgehen und wirken andererseits entlastend im oft hektischen Pflegealltag. Ein weiterer Vorteil dieser Strukturen ist, dass sie die Evaluation des Nutzens ermöglichen und so den Beitrag der Pflegefachpersonen zur bestmöglichen Selbstversorgung der PatientInnen zu Hause sichtbar werden lassen. Des Weiteren tragen sie zu einem klaren Schnittstellenmanagement zwischen den einzelnen an der Versorgung beteiligten Personen bei, und zwar sowohl innerbetrieblich als auch zwischen ambulanten und stationären Dienstleistungsanbietern. Der ökonomische Nutzen von standardisierten Dokumenten versteht sich aufgrund der ressourcenschonenden Arbeitsweise von selbst.

Die spezifische umfassende Weiterbildung erfahrener Pflegefachpersonen oder PflegeexpertInnen in Patientenedukation ermöglicht es, die Pflegefachpersonen im Alltag in herausfordernden Situation zu unterstützen und sie in der Weiterentwicklung ihrer Kompetenzen zu fördern. Ebenso können diese FachexpertInnen in Patientenedukation die interdisziplinäre Zusammenarbeit bezüglich dieser Thematik fördern und dazu beitragen, dass PatientInnen und Angehörige bereichsübergreifende Information, Schulung und Beratung erfahren.

5.5 Evaluation der Wirksamkeit und ökonomischer Effekte der Patientenedukation durch die Pflegefachperson

Der Berufsstand der Pflege ist dazu aufgefordert, Effizienz, Wirksamkeit, Wirtschaftlichkeit und Einfluss der pflegerischen Maßnahmen auf das Wohlbefinden der PatientInnen nachzuweisen. Die Kooperation zwischen den Pflegefachpersonen in der direkten Versorgung der PatientInnen einerseits und den MitarbeiterInnen in Institutionen der Pflegeforschung andererseits ist erforderlich, um den Effekt der Patientenedukation aufzuzeigen. Die Zielsetzung der Patientenedukation durch Pflegefachpersonen ist die Unterstützung kranker Menschen und deren Angehöriger im Umgang mit dem Therapiemanagement, in der Alltagsbewältigung mit einem veränderten Gesundheitszustand (Engers et al., 2008) und in der Mitsprache bezüglich ihrer Gesundheitsversorgung (Johansson et al., 2003). Um dies der Gesellschaft überzeugend vermitteln zu können, braucht es systematische Evaluationen über die Wirksamkeit und den Nutzen der Patientenedukation durch die Pflege.

Literatur

Abt-Zegelin, Angelika (2006a): Mikroschulungen – Pflegewissen für Patienten und Angehörige, Teil 1. Patientenedukation. In: Die Schwester, Der Pfleger, 45 (1), S. 62–65.

Abt-Zegelin, Angelika (2006b): Patienten- und Familienedukation in der Pflege. In: Österreichische Pflegezeitschrift, 1, S. 16–21.

Abt-Zegelin, Angelika; Bueker, Christa; Gossens, Johanna; Risse, Gabriela (2002): Qualitätskriterien pflegebezogener Patienten-und Familienedukation. Netzwerk Patienten- und Familienedukation in der Pflege e. V. Witten. Online verfügbar unter http://patientenedukation.de/archives/7.php (Stand: 13. 12. 2011).

Allmer, Gertrude (2006): Bundesgesetz über Gesundheits- und Krankenpflegeberufe, hg. v. Österreichischen Gesundheits- und Krankenpflegeverband. Online verfügbar unter http://www.oegkv.at/fileadmin/docs/GuKG/GuKG.pdf (Stand: 09. 02. 2012).

Balaban, Richard B./Weissman, Joel S./Samuel, Peter A./Woolhandler, Stephanie (2008): Redefining and Redesigning Hospital Discharge to Enhance Patient Care: a Randomized Controlled Study. In: J Gen Intern Med, 23 (8), S. 1228–1233.

Best, J. T. (2001): Effective Teaching for the Elderly: Back to Basics. In: Orthop Nurs, 20 (3), S. 46–52.

Bischofberger, Iren (2004): Angehörige von Menschen mit HIV/AIDS – Was leisten sie? Was brauchen sie? In: Managed Care, 3, S. 6–9.

Bisonó, Ana M./Knapp, Jennifer Manuel/Forcehimes, Alyssa A. (2006): Promoting Treatment Adherence through Motivational Interviewing. In: William T. O'Donohue/Eric R. Levensky (Hg.): Promoting Treatment Adherence. A Practical Handbook for Health Care Providers. Thousand Oaks: Sage, S. 71–83. Online verfügbar unter http://www.sagepub.com/upm-data/11867_Chapter_5.pdf (Stand: 09. 02. 2012).

Boyde, Mary/Tuckett, Anthony/Peters, Robyn/Thompson, David R./Turner, Catherine/Stewart, Simon (2009): Learning Style and Learning Needs of Heart Failure Patients (The Need2Know-HF patient study). In: European Journal of Cardiovascular Nursing, 8 (5), S. 316–322.

Bredehöft, Maike (2006): Zur theoretischen und praktischen Gestaltung der pflegebezogenen Patienten- und Familienedukation. Hochschule Bremen, Bremen: Fachbereich Sozialwesen.

Brenner, Andrea (2012): Patientenedukation im Akutspital. Erarbeitung forschungsbasierter Grundlagen für die Entwicklung einer Strategie zur Optimierung der pflegerischen Patientenedukation an einer Österreichischen Privatkrankenanstalt, hg. v. Medizinische Informatik und Technik, Private Universität für Gesundheitswissenschaften, Hall/T.

Caraher, Martin (1998): Patient Education and Health Promotion: Clinical Health Promotion –the Conceptual Link. In: Patient Educ Couns, 33 (1), S. 49–58.

Carlson, Marney L./Ivnik, Marie A./Dierkhising, Ross A./O'Byrne, Megam M./Vickers, Kristin S. (2006): Research for Practice. A Learning Needs Assessment of Patients with COPD. In: Medsurg Nurs, 15 (4), S. 204–212. Online verfügbar unter http://search.ebscohost.com/login.aspx?direct=true&db=cin20&AN=2009277680&site=ehost-live.

Clayton, Laura H. (2009): TEMPtEd: Development and Psychometric Properties of a Tool to Evaluate Material Used in Patient Education. In: Journal of Advanced Nursing, 65 (10), S. 2229–2238.

Coulter, Angela (2009): Which Patients Get the Worst Deal? OECD Organisation. Online verfügbar unter http://www.oecdobserver.org/news/fullstory.php/aid/560/Which_patients_get_the_worst_deal_.html (Stand: 12. 11. 2011).

Docherty, Andrea/Owens, Alastair/Asadi-Lari, Mohsen/Petchey, Roland/Williams, Jacky/Carter, Yvonne H. (2008): Knowledge and Information Needs of Informal Caregivers in Palliative Care: a Qualitative Systematic Review. In: Palliative Medicine, 22 (2), S. 153–171. Online verfügbar unter http://search.ebscohost.com/login.aspx?direct=true&db=hch&AN=34102950&site=ehost-live.

Engers, Arno/Jellema, Petra/Wensing, Michel/van der Windt, Daniëlle, A. W. M./Grol, Richard/van Tulder, Maurits W. (2008): Individual Patient Education for Low

Back Pain. In: Cochrane database of systematic reviews (online), 1, S. CD004057. Online verfügbar unter doi:10.1002/14651858.CD004057.pub3.

Ewers, Michael (2001): Anleitung als Aufgabe der Pflege. Ergebnisse einer Literaturanalyse. Bielefeld (P01-115). Veröffentlichungsreihe des Instituts für Pflegewissenschaft an der Universität Bielefeld. Online verfügbar unter http://www.uni-bielefeld.de/gesundhw/ag6/downloads/ipw-115.pdf (Stand: 07. 02. 2012).

Ewers, Michael/Schaeffer, Doris/Ose, Dominik (2006): Aufgaben der Patientenberatung. In: Doris Schaeffer (Hg.): Lehrbuch Patientenberatung. Bern: Huber, S. 153–175.

Giger, Max/DeGeest, Sabina (2008): Neue Versorgungsmodelle und Kompetenzen sind gefragt. In: Schweizerische Ärztezeitung/Bulletin des médecins suisses/Bollettino dei medici svizzeri, 89 (43), S. 1839–1843. Online verfügbar unter http://www.saez.ch/pdf_d/2008/2008-43/2008-43-1006.PDF (Stand: 08. 02. 2012).

Gray, Muir (2008): Making the Future of Healthcare. In: Zeitschrift für Evidenz, Fortbildung und Qualität im Gesundheitswesen, 102, S. 231–233.

Haselbeck, Jürg (2008): Bewältigung komplexer Medikamentenregime aus Sicht chronisch Kranker. In: Pflege & Gesellschaft, 13 (1), S. 48–61.

Nanda International (2011): Nursing Diagnoses. Definitions & classification 2012–2014. 9. Aufl., Hoboken: Wiley & Sons.

Hödke, Brigitte (2002): Evidence Based Medicine für Laien. Modellhafte Entwicklung eines Konzeptes zur Vermittlung von wissenschaftlichen Informationen zum Thema „Früherkennung von Brustkrebs mit Mammographie". Dissertation, Universität Hamburg, Hamburg. Institut für Gewerblich-Technische Wissenschaften – Fachrichtung Gesundheit. Online verfügbar unter http://ediss.sub.uni-hamburg.de/volltexte/2002/894/pdf/dissertation.pdf (Stand: 06. 02. 2012).

Holman, Halsted R./Lorig, Kate (2006): Self-management Education for Osteoarthritis. In: Ann Intern Med, 144 (8), S. 617; author reply 617–618. Online verfügbar unter http://www.annals.org/content/144/8/617.2.full.pdf.

Johansson, Kirsi/Leino-Kilpi, Helena/Salanterä, Sanna/Lehtikunnas, Tuija/Ahonen, Pia/Elomaa, Leena/Salmela, Marjo (2003): Need for Change in Patient Education: a Finnish Survey from the Patient's Perspective. In: Patient Education and Counseling, 51 (3), S. 239–245.

Johansson, Kirsi/Salanterä, Sanna/Katajisto, Jouko (2007): Empowering Orthopaedic Patients through Preadmission Education: Results from a Clinical Study. In: Patient Educ Couns, 66 (1), S. 84–91.

Kielty, Lucy Ann (2008): An Investigation Into the Information Received by Patients Undergoing a Gastroscopy in a Large Teaching Hospital in Ireland. In: Gastroenterology Nursing, 31 (3), S. 212–222.

Klug Redman, Barbara (2009): Patientenedukation. Kurzlehrbuch für Pflege- und Gesundheitsberufe. Bern: Huber.

Krouse, Helene (2001): Video Modelling to Patients. In: Journal of Advanced Nursing, 33 (6), S. 748–757.

London, Fran (2010): Informieren, Schulen, Beraten. Praxishandbuch zur Patientenedukation. Bern: Huber.

Lorig, Kate (2001): Patient Education. A Practical Approach. Thousand Oaks: Sage.

Mühlhauser, Ingrid/Steckelberg, Anke (2009): Wünsche der Betroffenen. Evidenzbasierte Patienteninformationen. In: Deutsches Ärzteblatt, 106 (51–52), S. 2554–2557.

OECD (2011): OECD Health Data 2011. Online verfügbar unter http://stats.oecd.org/index.aspx?DataSetCode=HEALTH_STAT (Stand: 12. 11. 2011).

Palazzo, M. O. (2001): Teaching in Crisis. Patient and Family Education in Critical Care. In: Crit Care Nurs Clin North Am, 13 (1), S. 83–92.

Perneger, Thomas/Sudre, Philippe/Muntner, Paul/Uldry, Christophe/Courteheuse, Christiane/Naef, Anne-Françoise et al. (2002): Effect of Patient Education on Self-management Skills and Health Status in Patients with Asthma: a Randomized Trial. In: Am J Med, 113 (1), S. 7–14.

Rankinen, Sirkku/Salanterä, Sanna/Heikkinen, Katja/Johansson, Kirsi/Kaljonen, Anne/Virtanen, Heli/Leino-Kilpi, Helena (2007): Expectations and Received Knowledge by Surgical Patients. In: International Journal for Quality in Health Care: Journal of the International Society for Quality in Health Care/ISQua, 19 (2), S. 113–119. Online verfügbar unter doi:10.1093/intqhc/mzl075.

Schäfer, Antonius (2009): Patientenedukation und Patientensicherheit greifen ineinander. In: Die Schwester, Der Pfleger, 48 (10), S. 1–3.

Scharf Donovan, Heidi/Ward, Sandra E./Song, Mi-Kyung/Heidrich, Susan M./Gunnarsdottir, Sigridur/Phillips, Christopher M. (2007): An Update on the Representational Approach to Patient Education. In: Journal of Nursing Scholarship, 39 (3), S. 259–265. Online verfügbar unter http://dx.doi.org/10.1111/j.1547-5069.2007.00178.x.

Schoen, C./Osborn, R./How, S. K. H/Doty, M. M./Peugh, J. (2009): In Chronic Condition: Experiences Of Patients With Complex Health Care Needs, In Eight Countries, 2008. In: Health Affairs, 28 (1), S. w1.

Schweizerischer Wissenschafts- und Technologierat (Hg.) (2009): Neue Versorgungsmodelle – Kompetenzen und Skill Mix in der medizinischen Grundversorgung. Unter Mitarbeit von Sabine DeGeest, 07. Oktober 2009. Online verfügbar unter http://www.swtr.ch/images/stories/pdf/de/6_de_degeest.pdf (Stand: 8.2.2012).

Smith, Jonathan/Liles, Clive (2007): Information Needs before Hospital Discharge of Myocardial Infarction Patients: a Comparative, Descriptive Study. In: Journal of Clinical Nursing, 16 (4), S. 662–671.

Strömberg, Anna (2005): The Crucial Role of Patient Education in Heart Failure. In: Eur J Heart Fail, 7 (3), S. 363–369.

Tse, Kar-yee/So, Winnie Kwok-wei (2008): Nurses' Perceptions of Preoperative Teaching for Ambulatory Surgical Patients. In: Journal of Advanced Nursing, 63 (6), S. 619–625.

van der Smagt-Duijnstee, Miebet E./Hamers, Jan P. H./Abu-Saad, Huda Huijer/Zuidhof, Arjan (2001): Relatives of Hospitalized Stroke Patients: their Needs for Information, Counselling, and Accessibility. In: Journal of Advanced Nursing, 33 (3), S. 307–315. Online verfügbar unter http://search.ebscohost.com/login.aspx?direct=true&db=hch&AN=6058356&site=ehost-live.

Vester, Frederic (2001): Denken, Lernen, Vergessen. Was geht in unserem Kopf vor, wie lernt das Gehirn und wann lässt es uns im Stich? Überarb., erw. Ausg., München: dtv.

Williams, Bev (2008): Supporting Self-care of Patients Following General Abdominal Surgery. In: Journal of Clinical Nursing, 17 (5), S. 584–592.

Wingard, Rebecca (2005): Patient Education and the Nursing Process: Meeting the Patient's Needs. In: Nephrology Nursing Journal, 32 (2), S. 211–214.

Strukturiert Unterstützung für den Alltag bieten – Konzept und Umsetzung der Patienten- und Angehörigenedukation im Inselspital Bern

Kathrin Hirter

1 Einleitung

Menschen mit akuten und chronischen Gesundheitsproblemen wollen zunehmend bei medizinischen Entscheidungen mitwirken und als Ko-Produzenten der Leistungserbringung betrachtet werden (vgl. Bandura, 2002; vgl. Gann, 2006). Auch Angehörige sind bestrebt, zusammen mit den PatientInnen Entscheidungen zu treffen und den Alltag zu meistern (vgl. Meyer, 2006). Dazu benötigen alle Beteiligten gezielte und adressatengerechte Informationen, spezifische Anleitungen und Schulungen sowie eine bedarfsgerechte Begleitung. Dies hilft den Betroffenen, Entscheidungen zu treffen und die Auswirkungen einer akuten oder chronischen Erkrankung im Alltag zu bewältigen. Eine wirksame und zweckmäßige Patienten- und Angehörigenedukation (PAEdu) ist ein Kernbestandteil von professioneller Pflege (vgl. Kocks/Zegelin, 2012). Sie hat als Ziel, Leiden vorzubeugen und Betroffene und deren pflegende Angehörige im Leben mit der Krankheit oder der Behinderung zu unterstützen. PAEdu ist ein wichtiger Aspekt in der Pflegepraxis, um die Selbstwirksamkeit zu fördern, die Behandlungsadhärenz zu unterstützen und damit die Patientenergebnisse zu verbessern. Das Inselspital Universitätsspital Bern hat dies bereits vor einigen Jahren erkannt und der Thematik PAEdu einen hohen Stellenwert eingeräumt. Zum besseren Verständnis soll das Inselspital im Folgenden kurz vorgestellt werden.

1.1 Kurzporträt des Inselspitals Universitätsspital Bern

Das Inselspital nimmt als Universitätsspital im Schweizerischen Gesundheitswesen eine bedeutende Stellung ein. Es ist ein medizinisches Kom-

petenz-, Hochtechnologie- und Wissenszentrum mit zehn Departementen und 37 Kliniken und Instituten (Stand: Juli 2013).
Das 1354 gegründete Spital ist in der Bevölkerung wie kaum ein anderes Unternehmen verwurzelt. Über 7700 Mitarbeitende leisten täglich ihr Bestes, damit jährlich 37.826 stationäre und 295.362 ambulante PatientInnen hochstehende medizinische Versorgung und individuelle Pflege erfahren. Ab Herbst 2013 schließen sich das Inselspital und die aus sieben Spitälern bestehende Spital Netz Bern AG zusammen. Die Verbindung der universitären Versorgung mit der Stadt- und Landversorgung ist momentan ein herausfordernder Prozess.

1.1.1 Direktion Pflege, medizinisch-technische und medizinisch-therapeutische Bereiche (Direktion Pflege/MTT)

Die Direktion Pflege/MTT ist verantwortlich für die strategische Ausrichtung der Pflege (inkl. Hebammenwesen), bezogen auf den Versorgungs- und Bildungsauftrag, sowie für die strategische Ausrichtung und die Umsetzung des Bildungsauftrags für Gesundheitsberufe am Inselspital.

1.1.2 Bereich Fachentwicklung und Forschung (FEF)

Der FEF ist der Direktion Pflege/MTT direkt untergeordnet und fördert die Entwicklung einer personenorientierten, evidence-basierten und integrierten Betreuung von PatientInnen und Angehörigen durch Pflegestandards, Projekte und Konzepte für die und mit der Pflegepraxis. Die Erarbeitung, Implementierung und Evaluation des Rahmenkonzepts PAEdu stellte während der letzten drei Jahre einen Schwerpunkt des Bereichs FEF dar.

1.2 Entstehung des Konzepts Patienten- und Angehörigenedukation (PAEdu)

Am Inselspital Universitätsspital Bern wurde die PAEdu bereits 2006 im Rahmen der Entwicklung der Angebotsstrategie als spezifische Pflegeleistung identifiziert. Der Thematik PAEdu wurde aus folgenden Gründen, die daher mit Priorität aufgenommen wurden, ein hohes Entwicklungspotenzial zugesprochen:

45

- Durch die demografische Entwicklung steigt der Bedarf an neonatologischer und altersmedizinischer Versorgung in den Akutspitälern.
- Neue Behandlungsverfahren und Medikamente ermöglichen eine verbesserte Therapie der PatientInnen. Abklärungen können spezifischer und Therapien oft gezielter und in kürzeren Zeitspannen durchgeführt werden. Der medizinische Fortschritt hat aber auch zur Folge, dass die Zahl der chronisch kranken, multimorbiden Menschen bei Kindern wie bei Erwachsenen steigt.
- Die Abgeltung der Spitalsleistungen durch Fallpauschalen, heute SwissDRG, setzt Anreize, die dazu führen, die PatientInnen früher aus dem Akutspital zu entlassen; lange Aufenthaltszeiten lohnen sich finanziell nicht. Dies verursacht eine Verlagerung der Betreuung dieser Menschen in den häuslichen und Langzeitbereich.
- Gemäß Versorgungsplanung 07-10 (Spitalversorgungsgesetz) ist die gezielte Vorbereitung für die Entlassung nach Spitalaufenthalt Teil der Akutbehandlung. Die Behandlung und Pflege soll grundsätzlich die Entlassung in die gewohnte Umgebung ermöglichen.

Daher entschied im Jahre 2008 die Leitung des FEF, ein Rahmenkonzept PAEdu projektmäßig zu erarbeiten. Das Ziel war, betriebsintern einen verbindlichen Rahmen zur Entwicklung, Umsetzung und Evaluation von PAEdu-Angeboten zur Verfügung zu haben.

2 Inhalte des Rahmenkonzepts PAEdu

Das 2010 genehmigte Rahmenkonzept PAEdu (vgl. Hirter/Fliedner, 2010) enthält die folgenden Inhalte, welche nachstehend kurz beschrieben werden:
- theoretischer Hintergrund von PAEdu;
- Vorgehen bei der Erarbeitung eines Edukationsangebots;
- Befähigung von Mitarbeitenden;
- Evaluation und Forschung;
- Leistungserfassung und Tarifierung (wird hier nicht weiter beschrieben).

Das Konzept ist einsehbar unter: http://www.dpmtt.insel.ch/de/pflege/konzepte/patientenedukation/

2.1 Theoretischer Hintergrund von PAEdu

Dieses Kapitel beschreibt den theoretischen Rahmen, der für die Entwicklung von Angeboten zu beachten ist. Einleitend wird der Begriff „PAEdu" folgendermaßen beschrieben: Der Begriff „patient education" wird im angelsächsischen Sprachraum umfassender verstanden, als die deutsche Übersetzung „Patientenedukation" dies zunächst vermuten lässt. Kernidee der PAEdu ist eine partnerschaftliche Beziehung, in der ein Modell der gemeinsamen Entscheidungsfindung („Shared decision making") zwischen PatientInnen und pflegenden Angehörigen einerseits und Pflegenden, Hebammen und weiteren Fachpersonen aus den Gesundheitsberufen andererseits (vgl. Charles et al., 1999; vgl. Bodenheimer et al., 2002) im Vordergrund steht. Unter pflegenden Angehörigen sind nicht ausschließlich Mitglieder der genetischen Familie zu verstehen, sondern es zählen auch der/die LebenspartnerIn sowie enge Freunde und Bekannte dazu – also die Menschen, welche die PatientInnen als „ihre Familie" betrachten (vgl. Wright/Leahey, 2009) und welche einen Beitrag zur Versorgung der Betroffenen leisten.

Einleitend wird die Patienten- und Angehörigenedukation im Rahmenkonzept als zentrale Aufgabe und Tätigkeit von Pflegenden und Hebammen dargestellt. Diese Tätigkeiten werden als geplante, strukturierte Edukationsaktivitäten definiert. Sie streben Veränderungen von Einstellungen und Verhaltensweisen an. Das Ziel dabei ist, die Akutphase einer (chronischen) Krankheit oder eines außergewöhnlichen Gesundheitszustandes und deren physische, soziale oder emotionale Folgen in die individuellen Lebensumstände zu integrieren und im Alltag zu bewältigen (vgl. London, 2003; vgl. Lorig, 2001).

PAEdu soll PatientInnen und/oder ihre pflegenden Angehörigen in erster Linie zum Selbstmanagement befähigen. Dies ist nur möglich, wenn Betroffene bestehende Fähigkeiten vertiefen, bestimmte Fertigkeiten erlernen oder verbessern und Vertrauen in ihre Selbstwirksamkeit entwickeln. Pflegende Angehörige haben vergleichbare Informations- und Anleitungsbedürfnisse wie die erkrankten Personen selbst (vgl. Soothill et al., 2001). Wann immer möglich, sollten sie deshalb in den Edukationsprozess miteinbezogen werden. Ausschlaggebend für deren Einbeziehung ist, dass sie einen wesentlichen Beitrag zur Betreuung und Pflege der Betroffenen leisten und dabei möglicherweise selbst Unterstützung benötigen (vgl. Meyer, 2006). Zu beachten gilt es auch, dass erwerbstätige pflegende Angehörige noch stärker als nicht berufstätige auf integrierte und koordinierte Schulungs- und Versorgungsangebote angewiesen sind (Bischofberger et al., 2009).

Es folgen verschiedene theoretische Modelle, die als Grundlage zur Erarbeitung von PAEdu-Angeboten dienen können, wie Banduras sozialkognitive Theorie (vgl. Bandura, 1997), Prochaskas transtheoretisches Modell der Veränderung des Gesundheitsverhaltens (vgl. Prochaska/Velicer, 1997), das Health Belief Model von Green und Kreuter (vgl. Green/Kreuter, 1999), das Health Literacy Model von Kickbusch (2001) und das Concept of Empowerment (Virtanen et al., 2007).

Zum Abschluss wird der Edukationsprozess (Abb. 1) mit dem Ziel der Förderung des Selbstmanagements erläutert.

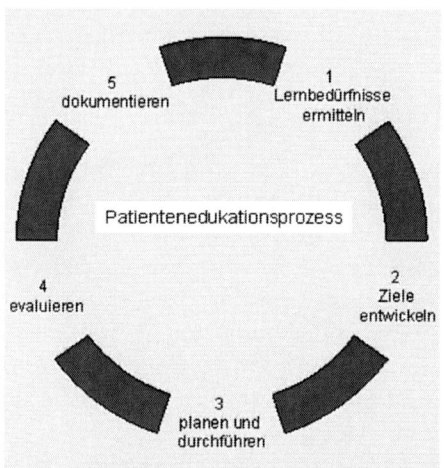

Abb. 1: Patientenedukationsprozess (http://www.lernundenter.com/interaktion/ patientenedukation/ bilder/prozess.gif)

In Abb. 1 sind die Schritte des Edukationsprozesses sinngemäß nach jenen des Pflegeprozesses dargestellt. Analog den Schritten des Pflegeprozesses durchläuft jede PAEdu im Rahmen von spezifischen Pflege- und Hebammenleistungen verschiedene Phasen, die sowohl bei der Erarbeitung eines Angebots wie auch bei der Durchführung der PAEdu in der Pflegepraxis zu berücksichtigen sind.

2.2 Aufbau eines PAEdu-Angebots

Hilfreiche Anhaltspunkte, wie man ein Edukationsangebot aufbauen kann, werden im Rahmenkonzept inhaltlich so dargestellt, dass sie logisch nachvollziehbar und prozesshaft sind (siehe Abb. 2).

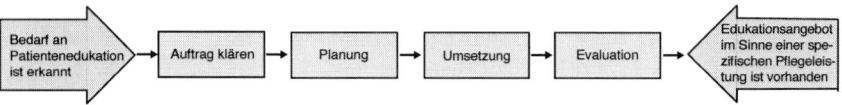

Abb. 2: Schritte zum Aufbau eines Edukationsangebotes

Ein PAEdu-Angebot bezieht sich immer auf eine definierte Patientengruppe. Zunächst wird deshalb der *Bedarf* für eine spezifische PAEdu festgestellt. Es muss z. B. geklärt werden, ob die bisherige Edukation häufig, aber unstrukturiert erfolgte und welcher Nutzen durch eine strukturierte Edukation zu erwarten ist.

Anschließend wird der *Auftrag* zur Erarbeitung eines Angebots im Sinne einer spezifischen Pflege- oder Hebammenleistung geklärt und durch die Führungsgremien genehmigt. Dieser Auftrag beinhaltet eine Beschreibung der Zielsetzung, Maßnahmen, Organisation und Ressourcen.

Bei der *Planung* erfolgt die differenzierte Erarbeitung des Vorgehens unter Einbezug der in Tab. 1 genannten Evaluationskriterien. Der FEF empfiehlt grundsätzlich bei allen PAEdu-Angeboten, die auf dem Rahmenkonzept PAEdu basieren, die Evaluationsaktivitäten anhand des logischen Modells nach Kellogg (2001) bereits bei der Planung des PAEdu-Angebotes zu überlegen und festzuhalten.

Die Phase der *Umsetzung* ist die zeitintensivste und umfasst die Erarbeitung der evidence-basierten Grundlagen sowie der konkreten Edukationsinhalte zu allen Schritten des Edukationsprozesses. Die Schritte des Edukationsprozesses, welche dem Pflegeprozess sehr ähnlich sind, dienen als Grundlage für die Entwicklung eines klinischen PAEdu-Angebots. Eine effektive PAEdu verlangt ein zielgerichtetes und geplantes Vorgehen, das auf die individuellen Herausforderungen und Ressourcen der Betroffenen zugeschnitten ist. Dazu gehören eine systematische Einschätzung des Edukationsbedarfs und des Lerntyps einschließlich der individuellen

Lernvoraussetzungen und -fähigkeiten. Darauf aufbauend werden adressatengerecht und anhand von Lernzielen Fähigkeiten und Fertigkeiten zur Stärkung der Entscheidungskompetenz sowie zur Bewältigung von physischen, psychischen und sozialen Folgen der Erkrankung/des Gesundheitszustandes vermittelt. Eine Liste mit den gängigsten Hilfsmitteln zur Durchführung der Patienten- und Angehörigenedukation sowie mit den jeweiligen Vor- und Nachteilen steht im Rahmenkonzept zur Verfügung.

Zudem beinhaltet das Rahmenkonzept eine Übersicht von verschiedenen internen und externen Institutionen, welche im ganzen Prozess Unterstützung bei der Entwicklung von PAEdu-Angeboten bieten können.

Zur Einführung des PAEdu-Angebots muss ein Schulungskonzept mit den Grundlagen der Patientenedukation und mit spezifischen Inhalten für die Fachpersonen erarbeitet werden, die das Angebot tatsächlich durchführen.

Nach der Stellungnahme und Genehmigung des Edukationsprogramms durch die verantwortlichen Gremien erfolgt die Implementierung und pilotmäßige Durchführung.

Bevor das Angebot schlussendlich in den Normalbetrieb übernommen werden kann, wird es anhand von festgelegten Kriterien und Zielen evaluiert und allenfalls angepasst.

2.3 Befähigung von Mitarbeitenden

Das Rahmenkonzept sieht vor, dass die Beurteilung der Kompetenz von Mitarbeitenden in PAEdu in der Verantwortung der jeweiligen Leitungen des Pflegedienstes liegt. Weil die Pflegefachpersonen einerseits unterschiedliche Aus- und Weiterbildungen und andererseits unterschiedliche Berufserfahrung insgesamt und im spezifischen Fachgebiet mitbringen, kann nicht a priori jede Pflegefachperson jedes PAEdu-Angebot durchführen. Ausgehend von der Beschreibung der PAEdu in diesem Rahmenkonzept müssen folgende edukationsbezogene Fähigkeiten entwickelt sein bzw. entwickelt werden:
* systematische Einschätzung des Edukationsbedarfs;
* systematische Einschätzung der Lernvoraussetzungen und -fähigkeiten;

- adressatengerechtes und zielgerichtetes Vermitteln von Fähigkeiten und Fertigkeiten zur Stärkung der Entscheidungskompetenz und zur Bewältigung der Erkrankung;
- Evaluation/Supervision des Lernerfolgs.

Als Grundlage zur Einschätzung der Kompetenz in PAEdu werden die PAEdu-spezifischen Items der Nurse Competence Scale nach Meretoja et al. (2004) empfohlen, wobei zu allen Items eine Selbst- und eine Fremdeinschätzung vorgenommen wird. Anhand der identifizierten Defizite können die individuellen personalfördernden Maßnahmen in PAEdu abgeleitet werden.

2.4 Evaluation und Forschung

Das Rahmenkonzept PAEdu dient als Input zum Entwickeln der PAEdu-Angebote (Abb. 3, dunkler Kreis). Ein logisches Modell überprüft die einer Strategie bzw. Umsetzung zugrunde liegenden logischen Verbindungen zwischen Maßnahmen/Interventionen und Resultaten (Kellogg, 2001). Zur Evaluation des Rahmenkonzepts PAEdu werden die Inputs, Aktivitäten und Outputs der PAEdu-Projekte analysiert und reflektiert (heller Kreis). Die Evaluation der Outcomes bzw. des Impacts muss angebotsspezifisch festgelegt und, wenn möglich, forschungsgestützt durchgeführt werden.

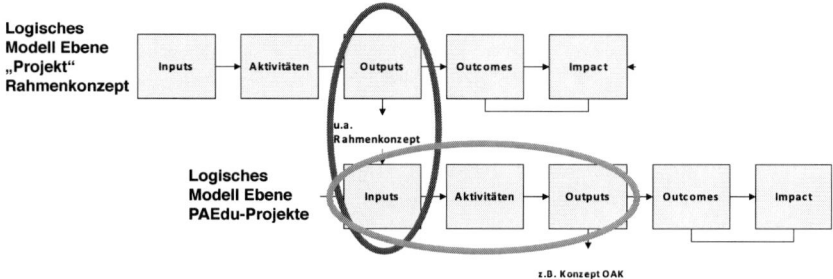

Abb. 3: Logisches Modell

51

Der Aufbau eines PAEdu-Angebotes erfordert eine strukturierte Evaluation und Analyse der Verbesserungsmöglichkeiten. Das Rahmenkonzept beschreibt Qualitätsvorgaben in Form von Struktur-, Prozess- und Ergebniskriterien (siehe Tab. 1), welche bei der Angebotsentwicklung zu berücksichtigen sind. Begleitend können die Angebote mit wissenschaftlichen Methoden überprüft werden.

Tab. 1: Struktur-, Prozess- und Ergebniskriterien zur Evaluation eines PAEdu-Angebotes

Strukturkriterien	Prozesskriterien	Ergebniskriterien
• Der Entscheid einer Einheit, ein PAEdu-Angebot zu entwickeln, liegt vor. • Das Thema, die Patientengruppe und die edukative Ebene sind definiert. • Der Auftrag zur Entwicklung des Programms liegt schriftlich vor. Die Beteiligten, deren Rollen und Verantwortlichkeiten, die Kommunikationswege und die Ressourcen sind geklärt. • Die Abklärungen zur möglichen Tarifierung des Angebotes sind durchgeführt.	• Das Thema des PAEdu-Angebotes wird durch eine Literaturrecherche evidence-basiert aufgearbeitet, die relevanten Edukationsinhalte werden daraus identifiziert. • Zu den identifizierten Edukationsinhalten wird unter Einbeziehung der betroffenen Patientengruppe und der in deren Versorgung involvierten Berufs- und Interessengruppen Stellung genommen. • Das Edukationsprogramm mit den entsprechenden Aktivitäten und Hilfsmitteln wird gemäß den Schritten des Edukationsprozesses konzipiert. • Zum entwickelten Edukationsprogramm wird durch den Auftraggeber	• Ein evidence-basiertes Edukationsprogramm für eine definierte Patientengruppe ist unter Berücksichtigung der klinikinternen Strukturen und Ressourcen, der involvierten Berufsgruppen und der Betroffenen entwickelt. • Längerfristige Patientenergebnisse werden definiert und gemessen. Beispiele: • Anzahl der geschulten PatientInnen bzw. Angehörigen • Wissenszunahme bei PatientInnen/Angehörigen • Zufriedenheit der PatientInnen/Angehörigen mit PAEdu • Weniger Komplikationen

Strukturkriterien	Prozesskriterien	Ergebniskriterien
	und allfällige Steuergremien Stellung genommen und es wird genehmigt. • Die für die Realisierung des Edukationsprogrammes notwendigen Strukturen und Ressourcen (Infrastruktur, Organisationsstruktur, Expertise etc.) werden identifiziert und nötigenfalls geschaffen.	• Weniger Hospitalisationen

Eine effektive PAEdu bedingt, dass diese durch spezifisch ausgebildete Pflegefachpersonen oder Hebammen angeboten und deren Aktivitäten regelmäßig supervidiert und evaluiert werden. Im Rahmenkonzept sind deshalb auch Struktur-, Prozess- und Ergebniskriterien für den Bereich der Befähigung der MitarbeiterInnen formuliert.

Tab. 2: Struktur-, Prozess- und Ergebniskriterien zur Evaluation der Befähigung der MitarbeiterInnen

Strukturkriterien	Prozesskriterien	Ergebniskriterien
• Ein evidence-basiertes Edukationsprogramm für eine definierte Patientengruppe, welches unter Berücksichtigung von klinikinternen Strukturen und Ressourcen, involvierten Berufsgruppen und Betroffenen entwickelt wurde, liegt vor.	• Erarbeiten eines Kompetenzprofiles zur Durchführung der Edukationsaufgaben. • Die Eignung von MitarbeiterInnen für definierte Aufgaben im Rahmen der PAEdu wird eingeschätzt. • Notwendige personalfördernde oder rekrutierende Maßnahmen für diese Aufgaben werden getroffen.	• Die Kompetenzen zur Durchführung des Edukationsangebotes sind entwickelt.

53

Zudem sind Struktur-, Prozess- und Ergebniskriterien für die Durchführung einer Edukation in der klinischen Praxis formuliert. Diese bieten hilfreiche Kriterien, anhand derer jeder Schritt des Edukationsprozesses überprüft werden kann.

Tab. 3: Struktur-, Prozess- und Ergebniskriterien zur Evaluation eines Edukationsprozesses (bezogen auf die Durchführung einer PAEdu in der klinischen Praxis)

	Strukturkriterien	Prozesskriterien	Ergebniskriterien
Assessment	• Fragenkatalog 1 „Lernbedarf" (Methodenkiste zur Edukation: Lernbedarf, Lernstil, Lernbereitschaft oder -motivation) steht zur Verfügung.	• Einschätzung des Lernbedarfs: – Aus dem Fragenkatalog 1 „Lernbedarf" (Methodenkiste zur Edukation: Lernbedarf, Lernstil, Lernbereitschaft oder -motivation) sind die für die jeweilige Patientengruppe geeignetsten Fragen auszuwählen und nach Bedarf anzupassen. – Mit diesen Fragen wird zu Beginn jeder Edukation der Lernbedarf eingeschätzt und schriftlich dokumentiert (Abhaken der Frage und Planung der entsprechenden Intervention oder Festhalten der Antworten im Freitext).	• Edukationen werden auf die individuellen Problemlagen und Ressourcen der Betroffenen zugeschnitten, sind zielgerichtet, werden gemeinsam mit den Betroffenen geplant und anhand der gesetzten Ziele ausgewertet. • Alle Schritte des Edukationsprozesses (Assessment, Zielsetzung, Durchführung, Evaluation) sind dokumentiert.

	Strukturkriterien	Prozesskriterien	Ergebniskriterien
Assessment	• Fragenkatalog 2 „Lernstil" (Methodenkiste zur Edukation: Lernbedarf, Lernstil, Lernbereitschaft oder -motivation) steht zur Verfügung.	• Einschätzung des Lernstils: – Aus dem Fragenkatalog 2 „Lernstil" (Methodenkiste zur Edukation: Lernbedarf, Lernstil, Lernbereitschaft oder -motivation) sind die für die jeweilige Patientengruppe passenden Fragen auszuwählen. – Mit diesen Fragen wird zu Beginn jeder Edukation der Lernstil eingeschätzt und schriftlich dokumentiert (Abhaken der Frage und Planung der entsprechenden Intervention oder Festhalten der Antworten im Freitext).	
	• Fragenkatalog 3 „Lernbereitschaft/ -motivation" (Methodenkiste zur Edukation: Lernbedarf, Lernstil, Lernbereitschaft oder -motivation) steht zur Verfügung.	• Einschätzung der Lernmotivation: – Aus dem Fragenkatalog 3 „Lernbereitschaft/-motivation" (Methodenkiste zur Edukation: Lernbedarf, Lernstil, Lernbereitschaft oder -motivation) sind die für die jeweilige Patientengruppe passenden Fragen auszuwählen. – Mit diesen Fragen wird zu Beginn jeder Edukation die Lernbereitschaft/-motivation eingeschätzt und schriftlich dokumentiert.	

	Strukturkriterien	Prozesskriterien	Ergebniskriterien
Zielsetzung		(Abhaken der Frage und Planung der entsprechenden Intervention oder Festhalten der Antworten im Freitext). • Bei jeder Edukation werden die Ziele der Edukation und der Zeithorizont bis zu deren Erreichung gemeinsam mit den Betroffenen geplant und schriftlich festgehalten.	
Durchführung		• Geplante Edukationsmaßnahmen werden schriftlich festgehalten. • Die Durchführung von Edukationsmaßnahmen wird dokumentiert.	
Evaluation		• Nach Ablauf des geplanten Zeithorizontes: – Beurteilen, inwieweit die geplanten Ziele erreicht wurden, und die Zielerreichung dokumentieren. – Bei Bedarf Ziele anpassen und mit einem neuen Zeithorizont schriftlich festhalten.	

3 Implementierung des Rahmenkonzepts PAEdu

Das Rahmenkonzept steht seit Juni 2010 allen Kliniken des Inselspitals zur Verfügung. Zudem wurde es anhand eines zuvor erstellten Kommunikationskonzepts in pflegerischen, therapiespezifischen und interprofessionellen Führungs- und Fachgremien und bestehenden Informationsgefäßen vermittelt. Darüber hinaus wurde es Bestandteil des Einführungs-angebotes für die neuen Mitarbeiterinnen und Mitarbeiter der Pflege- und Therapieberufe. Den Kliniken wurden zudem systematische Schulungen zur PAEdu angeboten. Zwei Kliniken entschieden sich daraufhin, allen Pflegefachpersonen eine halbtägige Basisschulung zur PAEdu zu ermög-lichen. Diese Schulungen wurden auf die spezifischen Edukationsbedürf-nisse von PatientInnen und Angehörigen der jeweiligen Klinik aus-gerichtet. So war in einer Klinik die Edukation Betroffener im Umgang mit ableitendem Harnkatheter eine exemplarische Thematik. In der anderen Klinik wurden die Themen „chronische Schmerzen" und die PAEdu zur selbstständigen Schmerzerfassung, Medikation und Dokumentation mit-einander verknüpft. Durch die Schulung der Pflegefachpersonen aller Hie-rarchiestufen dieser Kliniken erfolgte eine Sensibilisierung und Kom-petenzerweiterung in der PAEdu.

Um das Interesse der Kliniken an einer systematischen Erarbeitung und Implementierung von PAEdu-Angeboten zu fördern und die Praxistaug-lichkeit des Konzepts zu überprüfen, lancierte der Bereich Fachentwick-lung und Forschung der Direktion Pflege/MTT (FEF) eine Ausschreibung für Pilotprojekte. Weil personelle (in Form von Ko-Projektleitung) und fi-nanzielle Mittel der Direktion Pflege/MTT in Aussicht gestellt wurden, stieß die Ausschreibung bei den Kliniken des Inselspitals auf reges Interes-se. Daraufhin entschieden sich drei Kliniken, gemeinsam mit dem FEF ein evidence-basiertes Edukationsangebot für klinikrelevante Patientengrup-pen aufzubauen. In der Projektorganisation wurde darauf geachtet, dass im Lenkungsausschuss und in der Projektleitung sowohl Vertreter der Klinik als auch des FEF eingebunden waren. Die folgenden PAEdu-An-gebote wurden zwischen 2010 und 2013 erarbeitet, implementiert und teilweise bereits evaluiert und publiziert:

- Edukationsprogramm für PatientInnen und Angehörige zur Haut- und Schleimhautpflege bei Systemsklerose mit der Universitätsklinik für Rheumatologie, Klinische Immunologie und Allergologie: http://www. dpmtt. insel.ch/de/pflege/projekte/systemsklerose/ (Kocher et al. [2012], Kocher et al. [2013])
- Projekt Patienten- und Angehörigenedukation zu oraler Antikoagu-lation – PAEdu OAK mit der Universitätsklinik für Allgemeine Innere Medizin: http://www.dpmtt.insel.ch/de/pflege/projekte/orale-antiko-agulation/(Shaha et al. [2012])

- COPE (Creating opportunities for parent empowerment) – Edukationsprogramm für Eltern frühgeborener Kinder mit der neonatologischen
  Abteilung der Universitätsklinik für Kinderheilkunde:
  http://www.dpmtt.insel.ch/de/pflege/projekte/cope/
  (Hirter/Stoffel [2012])

Anhand des Projekts COPE werden in der Folge die wesentlichen Elemente der Erarbeitung, Implementierung und Qualitätssicherung exem-
plarisch dargestellt.

3.1 COPE (Creating Opportunities for Parent Empowerment) – Edukationsprogramm für Eltern frühgeborener Kinder

Gemeinsam mit der neonatologischen Abteilung der Universitätsklinik
für Kinderheilkunde wurde das Projekt COPE lanciert. Die genannte Abteilung verfügt über drei Pflegestationen, auf denen jährlich ca. 800 Eltern
mit ihren frühgeborenen Kindern betreut werden. Die stationäre Aufenthaltsdauer eines frühgeborenen Kindes ist abhängig vom Gestationsalter,
dem Geburtsgewicht und dem Gesundheitszustand. In der Regel bleiben die Kinder bis zum errechneten Geburtstermin hospitalisiert. Beispielsweise beträgt die durchschnittliche Aufenthaltsdauer eines in der
26. Schwangerschaftswoche geborenen Kindes 100 Tage. Eine Entlassung
nach Hause setzt einen stabilen Gesundheitszustand des Kindes und
informierte Eltern voraus, die ihr Kind sicher versorgen können.
Aus der Sicht der Führungsverantwortlichen der Neonatologie erfolgte das
Einbeziehen der Eltern in die Pflege ihres frühgeborenen Kindes eher unsystematisch und war abhängig von der betreuenden Pflegefachperson.
Eltern wurden dadurch in unterschiedlichem Ausmaß in die Pflege ihrer
Kinder einbezogen. Eine Ist-Analyse auf der neonatologischen Abteilung
zur elterlichen Einbeziehung in die Betreuung ihres frühgeborenen Kindes
zeigte, dass 38 % der Pflegefachpersonen in Bezug auf die Elternförderung
Optimierungsbedarf erkannten. Es wurde beschrieben, dass vermehrt Verantwortung an die Eltern abgegeben werden könnte und dass die Eltern-
Kind-Interaktionen gestärkt werden sollten. Die Sicherheit der Eltern in
der selbstständigen Pflege ihres Kindes müsste zudem stärker gefördert

werden. Ein systematisches Einbeziehen der Eltern wurde als Möglichkeit gesehen, die elterliche Selbstwirksamkeit zu stärken.

Eine schriftliche Elternbefragung im Rahmen der Ist-Analyse verdeutlichte ebenso, dass Eltern frühgeborener Kinder bei der Entlassung gut über die Betreuung ihres Kindes informiert waren. Trotzdem fühlten sich 36 % unsicher bezüglich der Übernahme der elterlichen Rolle nach der Entlassung aus dem Spital.

Die Eltern und die Pflegefachpersonen befürworteten grundsätzlich ein strukturierteres Edukationsangebot.

Die Literatursichtung zeigte, dass sich Eltern nach der Geburt eines frühgeborenen Kindes oft überfordert fühlen. Angst, Unsicherheit und fehlendes Wissen im Umgang mit dem Frühgeborenen beeinflussen die Eltern-Kind-Interaktion negativ (vgl. Melnyk et al., 2004; vgl. Melnyk et al., 2001). Deren Folgen bewirken zusätzliche Gesundheitskosten (vgl. Melnyk/Feinstein, 2009; vgl. Melnyk et al., 2006).

Mittels Literaturrecherche konnte das evidence-basierte Edukationsprogramm COPE (Creating Opportunities for Parent Empowerment) von Melnyk et al. (2004) ermittelt werden. Die ProgrammentwicklerInnen belegten durch ihre Forschung eine signifikante Reduktion elterlicher Angst, eine signifikante Verbesserung der Eltern-Kind-Interaktion und eine signifikante Verkürzung des Spitalaufenthalts (Melnyk et al., 2008).

Im Rahmen des Projektes wurde nun der Frage nachgegangen, ob und wie ein bestehendes amerikanisches evidence-basiertes Edukationsprogramm zur Stärkung elterlicher Kompetenzen in den schweizerischen Kontext übertragen werden kann. Dazu nahm die Projektleitung Kontakt mit den Originalautorinnen Melnyk und Feinstein auf. Nach differenzierten Verhandlungen erwarb das Inselspital die Lizenzen für das Interventionsprogramm COPE. Das Programm wurde in die deutsche Sprache übersetzt, inhaltlich und bildmäßig dem Schweizer Kontext angepasst, im Audiostudio aufgenommen und im Juli 2012 auf der Neonatologie systematisch eingeführt.

Anhand eines interprofessionell erarbeiteten Umsetzungskonzepts konnte das deutschsprachige COPE ab Juli 2012 auf der Neonatologie implementiert werden. Das der Qualitätssicherung dienende schriftliche Umsetzungskonzept zum COPE-Programm beinhaltete die folgenden Kapitel:
- inhaltliche Beschreibung des Programms und Zielsetzung;

- Einschluss- und Ausschlusskriterien zur Frage, welche Familien das Programm erhalten;
- Vorgehen bei der Durchführung des Programms;
- Anleitung zur Dokumentation;
- Zuständigkeiten bei der Durchführung des Programms;
- Aufgaben und Rolle der MentorInnen des COPE;
- unterstützende Stellen und Gefäße für das Pflegefachpersonal bei der Durchführung des Programms;
- Einführung der neuen MitarbeiterInnen;
- strukturierte Evaluation.

3.2 Umsetzung in der Praxis – Erläuterung wesentlicher Elemente

Ein wesentliches Element war die betriebsinterne Kommunikation und Schulung. In allen Phasen des Projekts wurden die pflegerischen und ärztlichen Führungs- und Fachgremien sorgfältig über Arbeitsergebnisse und die weitere Planung informiert. Nach Erlangen der COPE-Lizenz organisierte die Projektleitung eine eintägige Einführung ins Programm durch die Autorinnen Melnyk und Feinstein. Die beiden reisten nach Bern und machten 20 interprofessionelle neonatologische Fachpersonen mit den Hintergründen, der erfolgten Forschung und der praktischen Handhabung des COPE-Programms bekannt. Fragen der Umsetzung wie z. B.: „Soll das Programm bei Eltern mit einem extrem frühgeborenen Kind in kritischem Gesundheitszustand eingesetzt werden oder nicht?" konnten diskutiert und festgelegt werden. Es wurde aufgezeigt, weshalb das Programm sinnvollerweise durch die zuständigen Pflegefachpersonen verantwortet werden sollte und bei welchen Schwierigkeiten z. B. der psychologische Dienst einzubeziehen sei. Auch die Kommunikation im interprofessionellen Team wurde besprochen. Das Einbinden aller Stationsleitungen und VertreterInnen der Schnittstellen in der Betreuung der Eltern förderte die Zusammenarbeit zwischen Führungs- und Fachverantwortlichen im Projekt sowie gegenseitiges Lernen und interprofessionelle Akzeptanz.
Im Gegensatz zur Praxis in den USA wurde die Zuständigkeit der Durchführung des COPE-Programms in Bern nicht nur spezifisch ausgebildeten MentorInnen, sondern allen diplomierten Pflegefachkräften zugesprochen. Dies erforderte eine initiale, fundierte und breit angelegte Schulung

der Pflegenden. Pro Station wurde je eine erfahrene Pflegefachperson, die im Projekt mitgearbeitet hatte, als Mentorin definiert. Die Aufgaben dieser MentorInnen bestanden darin,

- zu gewährleisten, dass COPE wie im Konzept definiert durchgeführt wurde;
- dass Teammitglieder zu begleiten und Feedback abzugeben sei;
- neue MitarbeiterInnen ins Programm einzuführen;
- die Stationsleitungen und PflegeexpertInnen auf Mängel, Probleme und offene Fragen aufmerksam zu machen sowie
- an Fallbesprechungen teilzunehmen.

Weitere qualitätssichernde Elemente waren
- die Tatsache, dass COPE ein ständiges Traktandum an monatlichen Team- und Klinikleitungssitzungen war;
- regelmäßiger Fachaustausch der MentorInnen mit den PflegeexpertInnen, welche die Rolle der COPE-ExpertInnen und TrainerInnen einnahmen, sowie
- regelmäßiger Fachaustausch der PflegeexpertInnen mit den Autorinnen Melnyk und Feinstein zur Umsetzung des Interventionsprogramms in der Praxis.

Die im Rahmenkonzept formulierten Struktur-, Prozess- und Ergebniskriterien haben bei der Planung und Erarbeitung des Angebots und der Befähigung der Mitarbeitenden als Leitplanken gedient.

Aktuell ist eine forschungsgestützte Evaluation zur Frage, wie sich COPE auf die mütterliche Selbstwirksamkeit und die stationäre Aufenthaltsdauer der frühgeborenen Kinder auswirkt, in Arbeit.

4 Evaluation des Rahmenkonzepts PAEdu

Das im Jahr 2010 erarbeitete Rahmenkonzept beschreibt den systematischen Aufbau von PAEdu-Angeboten und gibt Qualitätsvorgaben in Form von Struktur-, Prozess- und Ergebniskriterien für unterschiedliche Bereiche und Phasen vor. Wie bereits erwähnt, wurden basierend auf diesem Konzept drei PAEdu-Angebote projektmäßig erarbeitet und genutzt, um jenes zu überprüfen und zu optimieren.

Bei Abschluss der Projekte erfolgte eine schriftliche Befragung mittels semistrukturiertem Fragebogen zur Anwendbarkeit und zum Nutzen der Inhalte des Rahmenkonzepts sowie eine leitfadengesteuerte mündliche Befragung der sechs Co-Projektleitenden.

4.1 Zusammenfassung der Ergebnisse und Empfehlungen

- *„Das Konzept ist hilfreich und gibt der Projektleitung Orientierung und Maßstäbe."*
  In allen Projekten wurde beschrieben, dass sich die Projektleitungen – und zum Teil auch die Projektgruppenmitglieder – anhand des Rahmenkonzepts gut orientieren konnten.
- *„Es haben weiterführende, vertiefende theoretische Grundlagen zu PAEdu und zu Instrumenten der PAEdu gefehlt."*
  In zwei Projekten wird bemängelt, dass im Rahmenkonzept zwar grundsätzliches Wissen zu PAEdu vermittelt wird, dass aber jenen ProjektleiterInnen, die ein spezifisches Angebot entwickeln wollten, erweitertes Hintergrundwissen fehlte, welches ihnen u. a. zu einem „Wissensvorsprung" verholfen hätte (z. B. bei der Schulung der Projektgruppe oder der Teams). Es wird daher empfohlen, Zusammenfassungen zu den im Konzept benannten Theorien und Ansätzen zu erarbeiten und in das Rahmenkonzept zu integrieren.
- *„Fehlende Angaben zu den verschiedenen Ebenen von PAEdu erwiesen sich als Stolpersteine und Hindernisse."*
  Bei der Entwicklung einer Mikroschulung fehlte der Projektleitung die Beschreibung der Mikroebene im Rahmenkonzept. Es wurde als verwirrend erlebt, dass nur die Meso- und die Makroebene aufgeführt waren. Daher wurde dringend empfohlen, die PAEdu-Angebote auf der Mikroebene sowie die Verantwortlichkeiten bei der Durchführung eines Angebots wie z. B. einer Mikroschulung ebenfalls zu beschreiben.
- *„Die Kriterien zum Aufbau eines PAEdu-Angebots und zur Befähigung der Mitarbeitenden waren klar und hilfreich."*
  Beim Aufbau aller drei PAEdu-Angebote wurden die im Rahmenkonzept vorgegebenen Struktur-, Prozess- und Ergebniskriterien eingehalten. Auch die Befähigung der Mitarbeitenden konnte dank der klaren Vorgaben geplant, durchgeführt und in zwei Projekten evaluiert werden.

- *„Maßnahmen zur Qualitätssicherung sollten expliziter genannt werden."*
  In zwei Projekten wurde empfohlen, dass qualitätssichernde Maßnahmen (z. B. die Einführung neuer MitarbeiterInnen, Fallbesprechungen zur Umsetzung etc.) im Rahmenkonzept expliziter beschrieben und
  gefordert werden sollten.
- *„Spezifische Zusammenarbeit mit den StationsleiterInnen ist wichtig".*
  Das Rahmenkonzept mit einem Kapitel „Leadership" zu ergänzen,
  schien aus der Sicht eines Projekts sinnvoll zu sein, um die Projektleitungen auf die Gestaltung einer engen Zusammenarbeit mit den
  Stationsleitungen hinzuweisen. In zwei Projekten hat sich das gezielte
  Einbeziehen der Stationsleitungen von Beginn des Projekts an – in-
  klusive spezifischer Schulungen zu den Grundlagen der PAEdu – bewährt. Die Stationsleitungen, die im Projekt aktiv mitgearbeitet haben,
  zeigten bei der Umsetzung mehr Initiative und Durchsetzungsver-
  mögen und konnten die Teammitglieder gezielter unterstützten.
- *„Das Erarbeiten eines logischen Modells zu Beginn des Projekts wäre sinnvoll
  gewesen".*
  In einem Projekt kam die Projektleitung zu dem Schluss, dass das Erarbeiten eines logischen Modells in der Planungsphase für die Evaluation der Umsetzungsmaßnahmen sinnvoll gewesen wäre. In keinem
  der Projekte war ein logisches Modell erstellt worden.

5 Schlussfolgerungen

Das Rahmenkonzept PAEdu wurde als Hintergrundliteratur beim Aufbau
von evidence-basierten Edukationsangeboten verwendet und als hilfreich
empfunden. Die beschriebenen Mängel sind bei der Überarbeitung zu
berücksichtigen, um den Nutzen des Konzepts bei der Erarbeitung von klinischen PAEdu-Angeboten zu erhöhen.
Die Strategie, PAEdu mittels Rahmenkonzept und konkreter interpro-
fessioneller Praxis-Umsetzungsprojekte für spezifische Patientengruppen
zu entwickeln und zu optimieren, hat sich sehr bewährt, obwohl nicht
alle Kliniken im gleichen Ausmaß Unterstützung zur Entwicklung der
PAEdu in ihrem Bereich erhalten haben. Durch das breite Kommunizieren
über das Vorgehen, die Höhepunkte und Stolpersteine und den Nutzen
für die Betroffenen, die Mitarbeitenden und die Kliniken ist jedoch mit

einem Schneeballeffekt zu rechnen. So sollen das Rahmenkonzept PAEdu und das Angebot zur gezielten Praxisunterstützung durch den Bereich Fachentwicklung und Forschung auch weiterhin strukturiert Unterstützung für den Alltag bieten. Die Befähigung der Mitarbeitenden zu professioneller pflegerischer Beratung, zur Übernahme spezifischer Rollen und zur Erarbeitung von PAEdu-Angeboten muss in enger Zusammenarbeit zwischen Praxis und Fachhochschulen bzw. Universitäten weiterverfolgt werden.

6 Dank

Einen herzlichen Dank möchte ich allen Personen aussprechen, die bei der Erarbeitung des Rahmenkonzepts PAEdu und bei dessen Umsetzung in die Praxis mitgewirkt haben. Ein besonderer Dank gilt Monica Fliedner, welche uns als stellvertretende Projektleiterin mit Rat und Tat zur Seite stand. Luzia Herrmann, die Leiterin des FEF, hat den Rahmen für die Entwicklungstätigkeiten geschaffen und das Großprojekt stets getragen.

Literatur

Badura, Bernhard (2002): Beteiligung von Bürgern und Patienten im Gesundheitswesen. Bundesgesundheitsblatt, 45 (1), S. 21–25.

Bandura, Albert (1997): Self-efficacy: The Exercise of Control. New York: W. H. Freeman.

Bischofberger, Iren/Lademann, Julia/Radvanszky, Andrea (2009): „work & care" – Erwerbstätigkeit und Pflege vereinbaren: Literaturstudie zu Herausforderungen für pflegende Angehörige, Betriebe und professionelle Pflege. In: Pflege, 22, S. 277.

Bodenheimer, T./Lorig, K./Holman, H./Grumbach, K. (2002): Patient Self-management of Chronic Disease in Primary Care. In: JAMA, 288, S. 2469–2475.

Charles, C./Gafni, A./Whelan, T. (1999): Decision-making in the Physician-patient Encounter: Revisiting the Shared Treatment Decision-making Model. Soc Sci Med, 49 (5), S. 651–661.

Gann, Bob (2006): NHS DIRECT: Patientenberatung und -information in Großbritannien. In: Schaeffer, Doris/Schmidt-Kaehler, Sebastian (Hg.): Lehrbuch Patientenberatung. Bern: Huber, S. 19.

Green, L. W./Kreuter, M. W. (1999): Health Promotion Planning: An Educational and Ecological Approach. CA, Mayfield: Mountain View.

Hirter, Kathrin/Fliedner, Monica (Hg.) (2010): Rahmenkonzept – Patienten- und Angehörigenedukation (PAEdu). Bern: Inselspital Bern.

Hirter, Kathrin/Fliedner, Monica (2011): Strukturiert Unterstützung für den Alltag bieten. In: Krankenpflege, 104 (8), S. 20–22.

Hirter, Kathrin/Stoffel, Lilian (2012): Im Inselspital werden Eltern von frühgeborenen Kindern geschult. In: Inselmagazin, 3, S. 18–19.

Kellogg W. K. Foundation (2001): Logic Model Development Guide. One East Michigan Avenue East. Battle Creek, Michigan 49017-4058; www.wkkf.org.

Kickbusch, I. S. (2001): Health Literacy: Addressing the Health and Education Divide. In: Health Promotion International, 16 (3), S. 289–297.

Kocher, Agnes/Adler, Sabine/Spichiger, Elisabeth (2013): Skin and Mucosa Care in Systemic Sclerosis – Patients' and Family Caregivers' Experiences and Expectations of a Specific Education Programme: A Qualitative Study. Musculoskeletal Care. 2013. E Pub ahead.

Kocher, Agnes/Marino, Stefania (2012): Edukationsprogramm – Haut- und Schleimhautpflege bei Systemsklerose. In: Krankenpflege, 105 (9), S. 22–23.

Kocks, Andreas/Zegelin, Angelika (2012): Patientenedukation. In: NOVA, 2 (18).

London, Fran (2010): Informieren, Schulen, Beraten: Praxishandbuch zur Patientenedukation. Bern: Huber.

Lorig, Kate (2001): Patient Education. A Practical Approach. Thousand Oaks: Sage.

Melnyk, B. M./Feinstein, N. F. (2009): Reducing Hospital Expenditures with the COPE (Creating Opportunities for Parent Empowerment) Program for Parents and Premature Infants: an Analysis of Direct Healthcare Neonatal Intensive Care Unit Costs and Savings. In: Nurs Adm Q, 33 (1), S. 32–37.

Melnyk, B. M./Crean, H. F./Fischbeck-Feinstein, N./Fairbanks, L. (2008): Maternal Anxiety and Depression after a Premature Infant's Discharge from the Neonatal Intensive Care Unit. In: Nursing Research, 57 (6), S. 383–394.

Melnyk, B. M./Fischbeck-Feinstein, N./Alpert-Gillis, L./Fairbanks, E./Crean, H. F./Sinkin, R. A. (2006): Reducing Premature Infants' Length of Stay and Improving Parents' Mental Health Outcomes with the Creating Opportunities for Parents Empowerment (COPE) Neonatal Intensive Care Unit Program: A Randomized, controlled Trial. In: Pediatrics, 18 (5), E1414–E1427.

Melnyk, B. M./Alpert-Gillis, L./Feinstein, N. F./Crean, H. F./Johnson, J./Fairbanks, E./Small, L./Rubenstein, J./Slota, M./Corbo-Richert, B. (2004): Creating Opportunities for Parent Empowerment: Program Effects on the Mental Health/Coping

Outcomes of Critically Ill Young Children and Their Mothers. In: Pediatrics, 113 (6): e597–607.

Melnyk, B. M./Alpert-Gillis, L./Fischbeck-Feinstein, N./Fairbanks, E./Schultz-Czarniak, J./Hust, D. et al. (2001): Improving Cognitive Development of Low-Birth-Weight Premature Infants with the COPE Program: A Pilot Study of the Benefit of Early NICU Intervention with Mothers. In: Research in Nursing & Health, 24, S. 373–389.

Meretoja, R./Isoaho, H./Leino-Kilpi, H. (2004): Nurse Competence Scale: Development and Psychometric Testing. In: Journal of Advanced Nursing, 47 (2), S. 124–133.

Meyer, M. (2006): Pflegende Angehörige in Deutschland: Ein Überblick über den derzeitigen Stand und zukünftige Entwicklungen. Reihe Gerontologie – Gerontology, Bd. 10. Münster: LIT.

Prochaska, J./Velicer, W. F. (1997): The Transtheoretical Model of Health Behavior Change. In: Am J Health Promot, 12 (1), S. 38–48.

Shaha, Maya/Wüthrich, Erika/Papalini, Marianne/Herrmann, Luzia (2012): Umgang mit den Antikoagulantien systematisch schulen. In: Krankenpflege 105 (7), S. 32–33.

Soothill, K./Morris, S. M./Harman, J.C./Francis, B./Thomas, C./McIllmurray, M. B. (2001): Informal Carers of Cancer Patients: What are their Unmet Psychosocial Needs? In: Health Soc Care Community, 9, S. 464–475.

Virtanen, H./Leino-Kilpi, H./Salanterä, S. (2007): Empowering Discourse in Patient Education. In: Patient Education and Counseling, 66 (2), S. 140–146.

Wright, L. M./Leahey, M. (2009): Nurses and Families: A Guide to Family Assessment and Intervention. Philadelphia: F. A.

Die Umsetzung des Konzeptes Patienten- und Angehörigenedukation im Rudolfinerhaus

Andrea Smoliner

1 Einleitung

Information und das Miteinbeziehen der PatientInnen in Entscheidungen, die ihre Gesundheitspflege betreffen, sind zentrale Patientenrechte, die gesetzlich verankert sind. Der „informierte Patient" gewinnt somit immer mehr an Bedeutung, wobei die Begriffe Selbstbestimmtheit, Selbstverantwortung sowie steigende Gesundheitskompetenz eine zentrale Stellung einnehmen. Diese zunehmende Selbstverantwortung wird aber oft als Entscheidungslast erlebt und veranlasst viele Betroffene, Informationen im Internet zu suchen. Die daraus resultierende Informationsvielfalt hat nicht selten Verunsicherung, Verwirrung oder Überforderung zur Folge. Im Jänner 2012 wurde im Rudolfinerhaus das Projekt zur Umsetzung der Patienten- und Angehörigenedukation im stationären Bereich gestartet, um diesen gesetzlichen und gesellschaftlichen Ansprüchen zu entsprechen. Die Maßnahmen zur Implementierung basieren auf den Ergebnissen der Dissertation von Andrea Brenner (2013) mit dem Titel „Patientenedukation im Akutkrankenhaus – Erarbeitung forschungsbasierter Grundlagen für die Entwicklung einer Strategie zur Optimierung der pflegerischen Patientenedukation an einer österreichischen Privatkrankenanstalt".

2 Theoretischer Rahmen

Den theoretischen Rahmen für die Implementierung der Patienten- und Angehörigenedukation im Rudolfinerhaus stellt das Konzept Evidence-based Nursing (EBN) dar. Im Rudolfinerhaus wird Evidence-based Nursing entsprechend der Definition von Rycroft-Malone et al. (2004) als eine Denk- und Arbeitsrichtung verstanden, die problem- und handlungsorientiert von der konkreten Praxissituation ausgeht und ihre Entscheidungsfindung auf folgende vier Wissensquellen stützt: Forschung, klinische Expertise, Patientenpräferenzen und lokale Daten. Das bedeutet, dass auch bei den einzelnen Maßnahmen zur Implementierung des Konzepts Patienten- und Angehörigenedukation nach den EBN-Schritten vorgegangen und dabei das Wissen aus allen vier Quellen (soweit vorhanden) herangezogen wird.

3   Projektbeschreibung

Als erster Schritt zu dieser Projektarbeit wurde von Andrea Brenner im Rahmen ihrer Dissertation an der privaten Universität für Gesundheitswissenschaften, medizinische Informatik und Technik (UMIT) die aktuelle Situation im Rudolfinerhaus zum Thema Patienten- und Angehörigenedukation erhoben. Dazu wurden mit Pflegenden eine strukturierte Befragung, strukturierte Beobachtungen im Stationsalltag und ein Fokus-Gruppen-Interview durchgeführt. Die Ergebnisse zeigten, dass sich die Pflegenden zwar hinsichtlich Information, Schulung und Beratung von PatientInnen engagieren, dass die Durchführung aber nicht systematisch und kaum mit Unterstützung von Hilfsmitteln und schriftlichen Materialien erfolgt. Auch Dokumentation und Evaluierung der edukativen Maßnahmen erfolgen unsystematisch. Weiters wurden die wichtigsten Situationen erfasst, zu denen die Pflegenden Informationen und schriftliche Unterlagen benötigen. Das Ergebnis der Dissertation war der Entwurf eines Implementierungskonzeptes von Patienten- und Angehörigenedukation im Rudolfinerhaus.

Im Jahr 2012 fand die Vorbereitung für die 2013 geplante Praxisumsetzung statt. Es wurde eine Projektgruppe gegründet, die aus sechs Personen bestand (vier Pflegeberaterinnen und zwei Pflegende aus der Praxis). In der Projektgruppe wurde das Implementierungskonzept an die aktuelle Situation angepasst und es wurden folgende Maßnahmen durchgeführt, um den Rahmen für eine optimale Praxisumsetzung zu schaffen:

Als erster Schritt fand eine Literaturarbeit zum Thema Patienten- und Angehörigenedukation statt. Die Bearbeitung der Literatur diente einerseits den Projektmitgliedern zum Einlesen in die Thematik und andererseits als Grundlage für die Erarbeitung der Konzeptbeschreibung „Patienten- und Angehörigenedukation im Rudolfinerhaus". Um das Grundlagenwissen zu vertiefen, erfolgte eine Schulung der Mitglieder der Projektgruppe zu Inhalten und Methoden der Patienten- und Angehörigenedukation durch eine Referentin aus Deutschland. Auf Basis dieses Wissens wurden erste Patienteninformationsbroschüren erarbeitet und relevante Broschüren von externen Organisationen bewertet und ausgewählt. Weiters wurden die Inhalte der innerbetrieblichen Fortbildung für alle Pflegenden erarbeitet. Die Praxisumsetzung wurde von den Pflegeberaterinnen begleitet. Anfang 2013 startete dann die Praxisumsetzung mit Fortbildungen für alle Pflegenden, um theoretische Inhalte zu Patienten- und Angehörigenedukation zu vermitteln und die ersten Maßnahmen zur Praxisumsetzung zu besprechen.

4   Hintergrund des Konzepts Patienten- und Angehörigenedukation im Rudolfinerhaus

Das Konzept Patienten- und Angehörigenedukation stellt die Praxisumsetzung der im Pflegeleitbild des Rudolfinerhauses festgelegten patientenorientierten Pflege zu folgenden Themen dar:
* „In der Auseinandersetzung mit Kranksein, Gesundwerden, Krankbleiben oder Sterben fördern wir die Selbständigkeit, Eigenverantwortlichkeit und Entscheidungsfindung des zu pflegenden Menschen unter Berücksichtigung seiner Fähigkeiten und Bedürfnisse.
* Wir sind bestrebt, Angehörige und Bezugspersonen sinnvoll in unser Planen und Handeln miteinzubeziehen."
(Auszug aus dem Pflegeleitbild Rudolfinerhaus Wien)

5   Zielsetzungen

Die Zielsetzungen des Projekts betreffen folgende Schwerpunkte:
* gut informierte PatientInnen und Angehörige, die über umfassendes Wissen bezüglich der Gesundheit und Maßnahmen zur Selbstpflege verfügen;
* Kosteneinsparungen, da geschulte PatientInnen weniger Komplikationen aufgrund eines fehlenden oder falschen Verhaltens erleiden.

Zegelin (2006, S. 16) beschreibt die Vorteile zu diesem Thema folgendermaßen: „Die Entwicklung einer gezielten Patienten-/Familienedukation scheint im Gesundheitswesen den seltenen Fall darzustellen, dass menschliche Anliegen und Kosten-Nutzen-Aspekte positiv übereinstimmen".

6 Definitionen

6.1 Patienten- und Angehörigenedukation

Der Begriff Patientenedukation wird international gebraucht und ist in vielen Ländern in der pflegewissenschaftlichen Literatur schon lange etabliert (Brenner, 2012, S. 6).

Die Assoziation von Patientenedukation mit Patientenerziehung gibt dem Begriff im deutschsprachigen Bereich eine paternalistische Ausprägung, die im Gegensatz zur individuellen, patientenorientierten Pflege steht und in der Fachwelt zu heftigen Diskussionen führt. Das lateinische Wort „educare" bedeutet aber neben „erziehen" auch „herausziehen" oder „herausführen" (Abb. 1). Das bedeutet in diesem Zusammenhang, die PatientInnen aus einer abhängigen, fremdbestimmten Situation in Richtung Selbstbestimmung und Gesundheitskompetenz zu führen und zu begleiten.

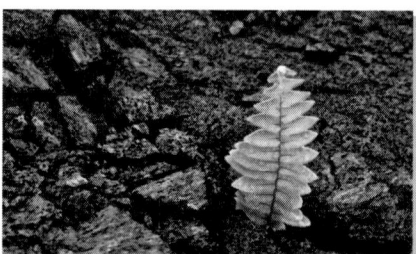

Abb. 1: „educare = herausführen"

Im Rudolfinerhaus wird Patienten- und Angehörigenedukation entsprechend dem Wittener Konzept (Abt-Zegelin, 2006, S. 16) verstanden und folgendermaßen definiert:

Patienten- und Angehörigenedukation bedeutet, die PatientInnen/Angehörigen durch Information, Schulung und Beratung zu befähigen, den durch Krankheit geprägten Alltag zu bewältigen und die Lebensweise gesundheitsfördernd zu gestalten (Abb. 2).

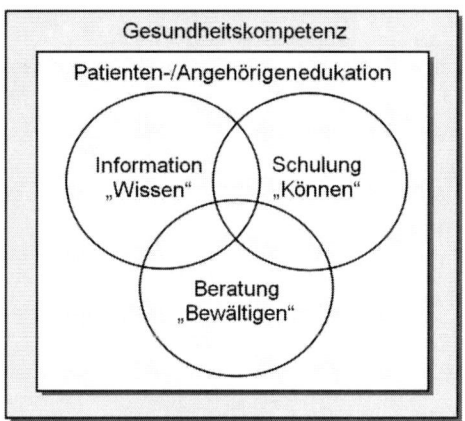

Abb. 2: Die drei Aspekte von Patienten- und Angehörigenedukation

Die Information wird als Vermittlung relevanter Inhalte mit dem Ziel der Entscheidungsfähigkeit verstanden. Die Schulung hat Handlungsfähigkeit zum Ziel und ist ein strukturiertes und geplantes Vermitteln von Wissen und Fertigkeiten. Beratung dient zur Bewältigung einer Situation, bei der eine individuelle und bedürfnisgerechte Problemlösung erarbeitet wird. Wie in Abb. 2 dargestellt, können die einzelnen Aspekte Information, Schulung und Beratung von Patienten- und Angehörigenedukation nicht isoliert gesehen werden, denn in der Praxis findet meist eine Überschneidung statt. Zum Beispiel wird eine Schulung oder Beratung kaum ohne den Aspekt der Information durchgeführt werden können.

6.2   Gesundheitskompetenz

„Gesundheitskompetenz ist die Fähigkeit des Einzelnen, im täglichen Leben Entscheidungen zu treffen, die sich positiv auf die Gesundheit auswirken" (Abt-Zegelin, 2012, S. 238). Gesundheitskompetenz trägt dazu bei, dass Menschen gesund leben und ihre Vorstellungen von Gesundheit verwirklichen können. Das bedeutet, dass Gesundheitskompetenz weitaus mehr beinhaltet als nur das reine Lesen von Broschüren. Gesundheits-kompetenz ist die Fähigkeit, Gesundheitsinformationen zu erwerben, zu verstehen und zu beurteilen sowie sich über Gesundheitsfragen und -themen mit anderen Personen austauschen zu können.

6.3 Edukationsprozess

Der Edukationsprozess (Abb. 3) kann als Vorgang betrachtet werden, der parallel zum Pflegeprozess abläuft. Beide Prozesse umfassen die Phasen Assessment, Diagnose, Zielsetzung, Intervention und Evaluation (Klug Redman, 2009, S. 16).

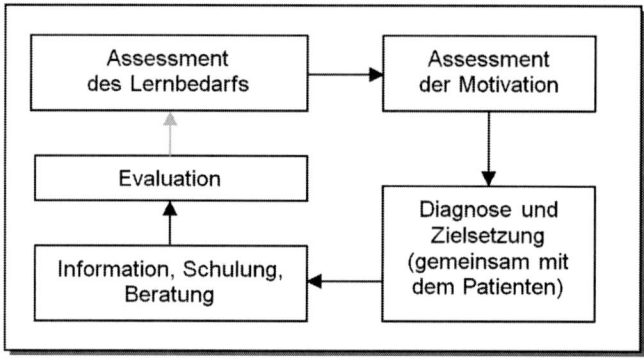

Abb. 3: Edukationsprozess (nach Klug Redman, 2009)

Je nach Thema und Patientensituation kann der Edukationsprozess sehr schnell durchlaufen werden, wie z. B. bei der Weitergabe einer Patienten-informationsbroschüre bei Mundtrockenheit, oder aber über mehrere Tage dauern, wie z. B. bei einer Schulung zur subkutanen Selbstinjektion. Neben der geplanten Durchführung von Information, Schulung, Beratung entsprechend den einzelnen Schritten des Edukationsprozesses (z. B. im Rahmen der täglichen Pflegeviste) findet häufig die „informelle Patientenedukation" zu pädagogisch günstigen Zeitpunkten (London, 2010, S. 78) statt (z. B. während einer Pflegehandlung oder bei der Verabreichung von Medikamenten). Pädagogisch günstige Zeitpunkte liegen dann vor, wenn sich die Lernbereitschaft der Person auf dem Höhepunkt befindet. Von Bedeutung ist dabei, dass auch diese „informellen Maßnahmen" zur Patientenedukation dokumentiert und evaluiert werden.

7 Maßnahmen zur Praxisumsetzung

Die Umsetzung des Konzepts Patienten- und Angehörigenedukation findet im Rudolfinerhaus zu allen drei Aspekten – Information, Schulung, Beratung (ISB) – statt (Abb. 4).

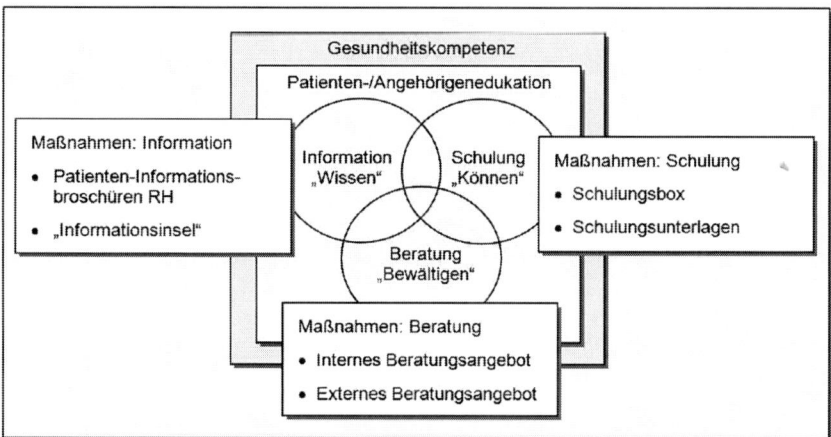

Abb. 4: Beispiele zu den Maßnahmen im Rahmen der Patienten- und Angehörigenedukation

7.1 Informations- und Schulungsunterlagen

Maßnahmen zum Aspekt der Information im Rahmen der Patienten- und Angehörigenedukation sind z. B. die Erarbeitung von Patienteninformations- und Schulungsunterlagen zu pflegerischen Themen. Bereits erarbei-

73

Andrea Smoliner

tet wurden Unterlagen zu den Themen „Mundtrockenheit", „Augen ein-
tropfen", „Schmerzarmer Bewegungsablauf" und „Venengymnastik im
Rahmen der Thromboseprophylaxe". Im Jahr 2013 werden die Themen
„Obstipationsprophylaxe", „Hautpflege bei Strahlentherapie", „Spültee
zur Prävention einer Mundschleimhautentzündung", „Nichtmedika-
mentöse Maßnahmen zur Schlafförderung" und „Suche von Gesundheitsinformationen im Internet" bearbeitet. Das Erarbeiten der einzelnen
Informationsbroschüren und Schulungs- und Beratungsunterlagen erfolgt – entsprechend dem Konzept EBN – anhand der vier Wissensquellen
Forschung, klinische Erfahrung, Patientenpräferenzen und lokale Daten.
Als erster Schritt findet eine Literatursuche und Literaturzusammen-
fassung statt, um den aktuellen (Forschungs-)Stand des Wissens zu erheben. Weiters werden lokale Daten (Ergebnisse aus Projektarbeiten oder
hausinterne Standards) sowie das Erfahrungswissen der Pflegenden erhoben. Ein erster Entwurf dieser Informations- bzw. Schulungsunterlage,
der auf diesen drei Wissensquellen basiert, wird in einer Expertenrunde
mit PflegeberaterInnen und PflegewissenschaftlerInnen erstellt. Als nächs-
ter Schritt erfolgt das Miteinbeziehen der PatientInnen. Im Rahmen einer
Patientenbefragung wird einerseits deren Meinung zu der Unterlage hinsichtlich Verständlichkeit, Lesbarkeit und Layout eingeholt, andererseits
werden eventuell vorhandenes zusätzliches Wissen der PatientInnen bzw.
Wünsche hinsichtlich des Inhalts erhoben. In weiterer Folge werden die
erstellten Broschüren spätestens nach vier Jahren entsprechend der vier
Wissensquellen auf Aktualität überprüft.

7.2 Informationsinsel

Weiters wurden auf allen Stationen und im Eingangsbereich des Rudolfinerhauses sogenannte „Informationsinseln" eingerichtet. Dabei handelt
es sich um Broschürenständer, die mit von der Projektgruppe überprüften
Broschüren von verschiedenen Organisationen bestückt wurden. Die Auswahl und Bewertung der Unterlagen wurde anhand der Kriterien der
„Wittener Liste" (Tolsdorf, 2010, S. 7) getroffen. Die Themenschwerpunkte der Broschüren betreffen onkologische und neurologische Krank-
heitsbilder, die Betreuung und Unterstützung zu Hause sowie Aspekte der
Gesundheitsförderung. Die Broschüren können von den PatientInnen

74

selbst entnommen oder von den Pflegenden an die PatientInnen weitergegeben werden. Nachgefüllt und geordnet werden die Informationsinseln von den Pflegeberaterinnen. Zusätzlich wird der Absatz der einzelnen Broschüren erhoben, um das Angebot an die Bedürfnisse der PatientInnen anzupassen. Großes Interesse finden Informationsbroschüren zu den Themen Ernährung, Bewegung, Betreuung zu Hause, Umgang mit Demenz, Parkinson, Schmerz, verschiedene Aspekte der seelischen Gesundheit (Burn-out, Angst, Depression) und Gesundheitsförderung.

7.3 Schulungsbox

Um Fertigkeiten zu verschiedenen Handlungen zu erlangen, stehen den PatientInnen und Angehörigen auf allen Stationen Schulungsboxen zur Verfügung (z. B. für eine subkutane Selbstinjektion). In jeder Schulungsbox befinden sich entsprechende Unterlagen, die die Schulung der PatientInnen/Angehörigen durch die Pflegenden unterstützen.

7.4 Interne und externe Beratung

Der Aspekt der Beratung des Konzepts Patienten- und Angehörigenedukation wird einen Schwerpunkt des Projekts zur Implementierung im Rudolfinerhaus im Jahr 2014 darstellen.
Einerseits soll die Beratung der PatientInnen und Angehörigen durch Pflegende des Rudolfinerhauses mit Weiterbildungen in Spezialbereichen als „interne Beratung" (z. B. Wundmanagement, Aromapflege, Kinästhetik) angeboten werden. Andererseits werden FachberaterInnen von verschiedenen Organisationen kontaktiert, die die PatientInnen im Rudolfinerhaus besuchen und als Konsiliarpflegende bzw. als „externe BeraterInnen" Beratungsgespräche durchführen (z. B. Stoma- und Kontinenzmanagement). Zusätzlich ist geplant, im Jahr 2014 allen Pflegenden eine innerbetriebliche Fortbildung zum Thema Beratung anzubieten.

7.5 Weitere Maßnahmen

Um die Pflegenden bei der Praxisumsetzung zu unterstützen und die verschiedenen Maßnahmen der Patienten- und Angehörigenedukation weiterzuentwickeln und zu optimieren, werden Dokumentationsunterlagen zu einzelnen Aktivitäten der Information, Schulung und Beratung erarbeitet (z. B. standardisierte Pflegediagnosen und Schulungs-Checklisten). Auch wird das Thema Patienten- und Angehörigenedukation als fixer Tagesordnungspunkt in den viermal jährlich stattfindenden Pflegearbeitskreis, an dem ein bis drei Pflegende pro Station teilnehmen, integriert. Eine wichtige Maßnahme bei der Praxisumsetzung stellt die Begleitung der Pflegenden durch die Pflegeberaterinnen dar. Im Rahmen von Begleittagen in der Praxis oder im Rahmen der Pflegevisite werden die in die Praxis umgesetzten Informations-, Schulungs- und Beratungssituationen gemeinsam reflektiert.

Langfristig ist der Aufbau eines Patienteninformationszentrums (PIZ) geplant. Ein PIZ ist eine Beratungsstelle, die sowohl von stationären PatientInnen als auch von externen Personen genützt werden kann. In einem Raum stehen den informationssuchenden Personen Literatur zu Gesundheit und Umgang mit Erkrankung, Informations- und Schulungsmaterial und auch die Möglichkeit, das Internet zu nützen, zur Verfügung. Das PIZ wird von Pflegenden geführt, die neben der Unterstützung der Nutzung der verschiedenen Medien auch Beratungsgespräche und Schulungen zu pflegerischen Themen durchführen, z. B. zur Vorbeugung von Stürzen, zur Vorbeugung von Hautschäden oder zu Pflegehilfsmitteln (Monn et al., 2012, S. 69).

8 Evaluation des Konzepts Patienten- und Angehörigenedukation

Bei jedem Projekt ist die Erfolgskontrolle eine wichtige Maßnahme, um zu erfassen, ob die gesetzten auch die richtigen Maßnahmen für die Zielerreichung sind.

8.1   Sicht der PatientInnen

Ein wichtiger Aspekt der Evaluation betrifft das Sicherstellen eines bedarfsgerechten Angebotes. Im Rudolfinerhaus wird das Erleben der PatientInnen zu den angebotenen Maßnahmen der Information, Schulung und Beratung (ISB) mittels dafür erarbeiteter Fragebogen erfasst. Der Fragebogen unterteilt sich in folgende vier Abschnitte: Bewertung der erlebten Maßnahmen der Patientenedukation, Erhebung des Bedarfs an den einzelnen Themen für Informationsbroschüren, Erhebung der bevorzugten Methoden der ISB (z. B. Gruppenschulung, Gespräche mit Betroffenen, Demonstrationsvideos) und persönliche Hintergrunddaten. Das Ziel dieser Patientenbefragung ist, das Angebot und die Qualität der einzelnen Maßnahmen im Rahmen der Patienten- und Angehörigenedukation laufend zu optimieren.

Die erste Erfassung des Ausgangszustandes hat im Juli 2013 stattgefunden. An jeweils zwei Tagen pro Woche wurden Fragebögen an die PatientInnen ausgeteilt. Entsprechend den Einschlusskriterien ($\geq$ 3.Tag des stationären Aufenthalts, Mindestalter 18 Jahre, deutsche Sprache lesen und schreiben können, physisch und psychisch in der Lage sein, einen Fragebogen auszufüllen) waren 158 PatientInnen für die Befragung geeignet. Ausgeteilt wurden 124 Fragebögen. Diejenigen 34 PatientInnen, die keinen Fragebogen erhalten haben, waren entweder gerade beschäftigt (physikalische Therapie, Besuch, Telefonat), haben geschlafen oder eine Befragung abgelehnt (7 Personen). Retourniert wurden 103 Fragebögen. Das entspricht einer Rücklaufquote von 83,1 %. Die Fragebögen waren durchwegs sehr gut ausgefüllt, was einerseits das Interesse der PatientInnen an dem Thema zeigt und andererseits auch für die Praxistauglichkeit des Fragebogens spricht. Am besten wurde die ISB zur „Vorbereitung auf die Operation" bewertet (83,9 % mit „sehr gut" bewertet), gefolgt von der ISB zur „Situation nach der Operation" (78,9 %) und der ISB zur „Vorbereitung auf Untersuchungen" (77,6 %). Am wenigsten mit „sehr gut" bewertet wurden die ISBs zu „Schlaf" (40,6 %) und „Maßnahmen zur Gesundheitsförderung" (41,3 %). Die ISBs zu den Themen „Ernährung", „Körperpflege", „Ausscheidung", „Bewegung" und „Verhaltensrichtlinien" für den Alltag zu Hause" wurden zwischen 54,7 % und 73,3 % mit „sehr gut" bewertet. 46,4 % der PatientInnen haben Informationsmaterial erhalten und 67 % gaben an, den Broschürenständer auf der Station zu kennen, wobei 74,2 % davon bestätigten, dass dieser für sie interessante Themen enthält. Weiteres Informationsmaterial wird vor allem zu den Themen Schlafförderung, Umgang mit Harninkontinenz, Stuhlverstopfung, Atemübungen und Hautpflege gewünscht. Ein Beratungszentrum für pflegerische Themen (Patienteninformationszentrum – PIZ) wird von 72,3 % der Befragten befürwortet. Bei den verschiedenen Formen der ISBs wird in erster Linie das persönliche Gespräch (78,6 %), in zweiter Linie schriftliches Informationsmaterial (47,6 %) bevorzugt. Bei der Testung des Einflusses der Hintergrunddaten (Station, Alter, Geschlecht, Bildungsweg, Krankenhauserfahrung, Aufenthaltstag, Operation/konservative Behandlung und subjektiver Gesundheitszustand) zeigten sich nur bei folgenden Aspekten signifikante Ergebnisse: PatientInnen, die operiert wurden, bewerteten die ISB zum Tagesablauf besser als jene, die konservativ behandelt wurden (X^2 6,27, 2 df, p=0,043). Auch hatten jene PatientInnen, die operiert wurden, mehr Informationsmaterial erhalten (X^2 4,52, 1 df, p=0,034). PatientInnen, die angaben, ihr Gesundheitszustand sei „sehr gut", bewerteten die ISB zu „Verhaltensrichtlinien für den Alltag zu Hause" besser als PatientInnen mit weniger gutem Gesundheitszustand (X^2 14,27, 6 df, p=0,027).

Diese Ergebnisse zeigen recht deutlich die Themen auf, die hinsichtlich Information, Schulung und Beratung Optimierungsbedarf aufweisen, wie z. B. die ISB zu den einzelnen Aktivitäten des täglichen Lebens und den Maßnahmen zur Gesundheitsförderung. Um den Erfolg der Implementierung und nach Projektende die Wirksamkeit der alltäglichen Umsetzung von Patienten- und Angehörigenedukation zu überprüfen, ist alle zwei Jahre eine Befragung der PatientInnen vorgesehen.

8.2   Sicht der Pflegenden

Als zweiter Aspekt der Evaluation ist die Befragung der Pflegenden vorgesehen, um auch von dieser Seite den Ist-Zustand zur Praxisumsetzung zu erheben und in weiterer Folge alle zwei Jahre zu überprüfen. Diese Befragung zum Ausgangszustand wurde von einer Stationsleiterin des Rudolfinerhauses als Magisterarbeit im Rahmen ihres Studiums der Gesundheitswissenschaften durchgeführt. Die weiteren, alle zwei Jahre gleichzeitig mit der Patientenbefragung geplanten Erhebungen werden durch die Stabstelle Pflegeentwicklung durchgeführt werden.

8.3 Dokumentenanalyse

Als dritter Aspekt der Evaluation ist eine Dokumentenanalyse vorgesehen, die allerdings erst im Jahr 2014 nach der Erstschulung aller Pflegenden durchgeführt wird. Diese Dokumentenanalyse soll einerseits zeigen, ob die Vorgaben zur Dokumentation sich in der Praxis bewähren, und andererseits, ob sich die Patienten- und Angehörigenedukation als wichtige Tätigkeit im pflegerischen Aufgabenbereich in der Dokumentation widerspiegelt.

9 Resümee und Ausblick

Die Notwendigkeit einer pflegebezogenen Patienten- und Angehörigenedukation zeigt sich aufgrund der demografischen Entwicklung sowie der Zunahme chronischer Erkrankungen. Auch die immer kürzer werdende Aufenthaltsdauer im Krankenhaus erfordert, dass PatientInnen lernen, mit ihren Gesundheitsproblemen zu Hause angemessen umgehen zu können. „Insgesamt ist wichtig, dass beruflich Pflegende Edukationsaufgaben als normale Tätigkeit begreifen, dass diese Aktivitäten aus der Implementierungsphase in Evaluation/Forschung übergehen können und vor allem, dass Akteure wie Betroffene, Kostenträger und andere Berufsgruppen eine pflegebezogene Information, Schulung und Beratung als nützliche Unternehmung wahrnehmen" (Zegelin, 2006, S. 21). Die in dieser Präsentation dargestellte Vorgehensweise zur Umsetzung von Patienten- und Angehörigenedukation im Rudolfinerhaus ist sicher nicht der einzig mögliche Weg, aber „ein" Weg, der den Rahmenbedingungen und der Pflegephilosophie der Institution entspricht. Die Entwicklung und Optimierung der Pflege ist ein fortlaufender Prozess, und die Umsetzung von Patienten- und Angehörigenedukation ist ein wichtiger Beitrag dazu.

Andrea Smoliner

Literatur

Abt-Zegelin, Angelika (2012): Patientenedukation – Gesundheitskompetenz ist gesellschaftlich wichtig. In: Die Schwester, Der Pfleger, 3, S. 238–239.

Brenner, Andrea (2012): Patientenedukation im Akutkrankenhaus – Erarbeitung forschungsbasierter Grundlagen für die Entwicklung einer Strategie zur Optimierung der pflegerischen Patientenedukation an einer österreichischen Privatkrankenanstalt. Dissertation, Department für Pflegewissenschaft und Gerontologie der Privaten Universität für Gesundheitswissenschaften Medizinische Informatik und Technik (UMIT), Hall/Tirol.

Klug Redman, Barbara (2009): Patientenedukation. Bern: Huber.

London, Fran (2010): Informieren, Schulen, Beraten – Praxishandbuch zur pflegebezogenen Patientenedukation. Bern: Huber.

Monn, Anja/Gerstetter, Jürgen (2012): Das Patienten-Informationszentrum im Marienhospital Stuttgart. In: PADUA, 7 (2), S. 69–72.

Rycroft-Malone, Jo/Seers, Kate/Titchen, Angie/Harvey, Gill/Kitson, Alison/McCormack, Brendan (2004): What counts as evidence in evidence-based practice? In: Journal of Advanced Nursing, 47, S. 81–90.

Tolsdorf, Mareike (2010): Mit Broschüren gezielt informieren. In: CNE.fortbildung Lerneinheit 7, S. 7–9. http://patientenedukation.de/downloads/LE_Patienten_schulen_und_beraten_Text-Tolsdorf.pdf (Stand: 02. 08. 2013)

Zegelin, Angelika (2006): Patienten- und Familienedukation in der Pflege. In: Österreichische Pflegezeitschrift, 1, S. 16–21.

Zegelin-Abt, Angelika (2002): Patienten-und Familienedukation in der Pflege. Vortrag Berlin. http://patientenedukation.de/downloads/patienten-undfamilienedukation.pdf (Stand: 02. 08. 2013)

Aufgaben und Arbeitsalltag in einem Patienten-Informationszentrum

Anja Monn

In einem Patienten-Informationszentrum (PIZ) weiß man nie genau, mit welchen Fragen die BesucherInnen auf die BeraterInnen zukommen. Angehörige haben Fragen zum Schlaganfall eines Familienmitglieds, junge Mütter erkundigen sich nach den Kursangeboten des Familienzentrums. Sehr berührende Themen kommen im PIZ auf, wenn ein Ehemann sich z. B. darüber informiert, welche Hospize es für seine todkranke Ehefrau in Stuttgart gibt. Was zum Arbeitsalltag in einem Patienten-Informationszentrum gehört lässt, sich am besten anhand von Fallbeispielen beschreiben. In ihnen wird deutlich, welche Vielfalt an Themen von den PatientInnen angesprochen wird. An dieser Stelle sollen daher zwei Fallbeispiele aus dem Patienten-Informationszentrum im Marienhospital Stuttgart vorgestellt werden.

1 Fallbeispiele

1.1 Fallbeispiel 1

Am Vormittag kommt eine Dame, etwa 65 Jahre alt, ins Patienten-Informationszentrum. Unter ihrem Kopftuch blitzt die haarlose Kopfhaut hervor, die unsere „Chemo-Patienten" so oft zeichnet. Sie steht erst etwas verloren da und sieht sich die ausgelegten Broschüren an. Auf meine Frage, ob ich ihr weiterhelfen kann, antwortet sie mir, dass sie Informationen zur laserinduzierten Thermotherapie sucht. Wir gehen zuerst unsere Bücher und Broschüren durch, finden aber nichts, was die Dame weiterbringt. Beim weiteren Suchen erzählt mir die Dame ihre Krankheitsgeschichte – wie sie vor zehn Jahren im Kampf gegen den Krebs eine Brust verloren hat, wie lange sie damals gebraucht hat, um sich wieder zu erholen. Und dass jetzt Knochenmetastasen und eine Lebermetastase festgestellt wurden. Die begonnene ambulante Chemotherapie verträgt sie eigentlich ganz gut, berichtet sie, nur am Tag nach der Chemo geht es ihr schlecht. Da die Patientin nicht gut mit einem Computer umgehen kann, setzen wir uns zusammen an unseren PIZ-Computer und beginnen eine Internetrecherche zum Thema laserinduzierten Thermotherapie, damit ich ihr geeignete Informationen zur Verfügung stellen kann. Wir suchen zuerst auf der Homepage der Deutschen Krebshilfe. Eine Broschüre finden wir dort nicht, dafür aber die Nummer des Informations- und Beratungsdienstes. Dort rufen wir zusammen an und fragen nach Informationen. Wir bekommen die Auskunft, dass auf der Homepage der Charité Berlin eine gute Zusammenfassung zur laserinduzierten Thermotherapie zu finden ist. Diese Internetseite sehen wir uns an und ich drucke der Patientin aus, was sie interessiert. Während der ganzen Zeit unterhalten wir uns über ihre Krebserkrankung – unter anderem auch darüber, ob sich die Patientin vorstellen könnte, sich in der schweren Zeit der Chemotherapie von einer Psychoonkologin bei uns im Haus begleiten zu lassen. Die Patientin antwortet, dass ihr das auch schon auf der Station angeboten worden ist, dass sie sich aber bisher dagegen entschieden hat. Nun möchte sie es sich aber doch überlegen und bittet um den Flyer mit den Kontaktdaten unserer Psychoonkologinnen. Die Dame erzählt auch, dass sie sich überlegt, eine Patientenverfügung zu verfassen, aber sie weiß nicht genau, wie das geht. Ich beantworte ihre Fragen und erkläre ihr die Bedeutung einiger Formulierungen anhand einer Beispiel-Patientenverfügung. Zusammen suchen wir zu diesem Thema zwei Broschüren und einen Vordruck zum Ankreuzen heraus. Nach einer Stunde verlässt die Patientin das Patienten-Informationszentrum und ich versichere ihr, dass sie gern anrufen kann, wenn sie wieder einmal Hilfe bei der Informationssuche braucht oder Fragen hat.

1.2 Fallbeispiel 2

Seit zwei Jahren ruft im Patienten-Informationszentrum immer wieder eine alte Dame an. Sie hat bei einer Veranstaltung in einem Seniorenzentrum einen PIZ-Flyer mitgenommen. Frau Lehmann (Name geändert) ist alleinstehend, über 80 Jahre alt und kann das Haus nicht alleine verlassen, da sie starkes Rheuma hat. Morgens und abends kommen die Pflegekräfte einer Sozialstation vorbei, um ihr beim An- bzw. Entkleiden und bei der

Körperpflege zu helfen. Mittags kommt der Menüservice mit dem Mittagessen. Frau Lehmann ist in ihren Räumlichkeiten mobil, sodass sie mit den gegebenen Hilfestellungen gut zurechtkommt. Tagsüber sitzt sie viel vor dem Fernseher und sieht sich den Shoppingkanal an. Die dort angebotenen Nahrungsergänzungs- und Gesundheitswundermittel ziehen sie immer wieder in Bann. Sie hofft darauf, dass es für ihre Beschwerden das eine Mittel gibt, das sie und ihre Ärzte nur noch nicht entdeckt haben. Frau Lehmann hat beim letzten Arztbesuch „großen Ärger" mit ihrem Hausarzt bekommen, weil sie drei verschiedene Multivitamin- und Nahrungsergänzungsmittel zu den verschriebenen Tabletten eingenommen hat und dadurch heftige Magen-Darm-Probleme bekam. Seitdem ruft Frau Lehmann gern bei uns im Patienten-Informationszentrum an, um sich bezüglich der Zusammensetzung verschiedener frei verkäuflicher Tabletten zu erkundigen. Die meisten Produkte sind Vitaminpräparate, die Wunder versprechen und viel Geld kosten. Frau Lehmann freut sich immer wieder, wenn wir sie loben, dass sie sich die Wundertabletten nicht bestellt, sondern das Geld lieber in frisches Obst investiert hat.

In den verschiedenen Gesprächssituationen im Patienten-Informationszentrum ergibt häufig ein zu besprechendes Thema das nächste: einerseits weil die Themen, Therapien und Krankheiten, die hier zum Thema gemacht werden, komplex sind, andererseits weil die Gespräche und Beratungen Nähe und Vertrauen schaffen. Viele PatientInnen getrauen sich erst nach einer Kennenlernphase, tiefer gehende Fragen zu stellen. Im PIZ gibt es für die PatientInnen die Möglichkeit, nach einer Beratung zu einem anderen Zeitpunkt wiederzukommen oder Kontakt aufzunehmen – vielleicht weil es ein neues Thema zu besprechen gibt, vielleicht weil die PatientInnen am gleichen Thema noch weiterarbeiten müssen oder weil ein Thema einfach nicht losgelassen werden kann. Auch eine einfache Rückversicherung hinsichtlich des bisherigen Verhaltens ist durch einen weiteren Kontakt möglich. PatientInnen, Angehörigen und Interessierten eine Orientierung in Gesundheitsfragen zu geben, ist eine der Aufgaben eines Patienten-Informationszentrums. Um PIZ-MitarbeiterInnen bei dieser Aufgabe zu unterstützen, wurde 2001 das „Netzwerk Patienten- und Familienedukation in der Pflege e. V." gegründet. In diesem Netzwerk haben sich deutsche Patienten-Informationszentren zusammengeschlossen, welche die Etablierung von Information, Schulung und Beratung in der Pflege voranbringen und weiterentwickeln möchten. Da sich der Arbeitsalltag in allen Patienten-Informationszentren unterschiedlich gestaltet, werden nun die weiteren möglichen Aufgaben im Arbeitsalltag eines PIZs am Beispiel des Patienten-Informationszentrums im Marienhospital Stuttgart dargestellt.

2 Aufgaben in einem PIZ

Das PIZ im Marienhospital Stuttgart steht allen offen, die eine Frage zu Gesundheit oder Krankheit haben – unabhängig von einer Behandlung in der Klinik. Die BesucherInnen können sich im PIZ kostenlos zu Gesundheits- und Krankheitsthemen informieren, schulen und beraten lassen, in gut verständlicher Gesundheitsliteratur recherchieren und kostenlos bereitgestelltes Infomaterial mit nach Hause nehmen.

Die drei Mitarbeiterinnen des PIZ im Marienhospital unterstützen die BesucherInnen bei Recherchen in der Literatur und im Internet, stellen individuelle Informationspakete zusammen, vermitteln Kontakte zu Selbsthilfegruppen, ExpertInnen und (über-)regionalen Hilfsangeboten und schulen im Umgang mit speziellen Pflegetechniken. Zusätzlich zur Beratung gestalten und organisieren die PIZ-Mitarbeiterinnen für alle Interessierten ein abwechslungsreiches Veranstaltungsangebot. Diese Veranstaltungen finden sowohl im PIZ selbst als auch im „Infopunkt Gesundheit" statt. Dieser befindet sich als Außenstelle des Marienhospitals im „Haus der Katholischen Kirche Stuttgart" in der Stuttgarter Innenstadt. Die Themen der kostenlosen Vorträge im Infopunkt Gesundheit sind verbraucherorientiert und beinhalten Themen wie Stress und Burn-out, gesunde Ernährung, Krebserkrankungen oder Themen, die in den Medien aktuell behandelt werden. Im Marienhospital Stuttgart selbst gibt es immer wieder Informationsangebote zu speziellen Themenschwerpunkten, wie z. B. zum „Schlaganfall-Tag" oder zum „Brustkrebs-Tag". Auch hier beteiligt sich das PIZ mit Aktionen in Zusammenarbeit mit den jeweiligen Klinikleitungen und FachexpertInnen. Für DiabetikerInnen konnte die monatlich stattfindende „Diabetes-Infostunde" in Zusammenarbeit mit den Diabetes-BeraterInnen der Klinik ins Leben gerufen werden, deren Besuch ebenfalls für alle Interessierten kostenlos ist. Zahlreiche Kurse und Vorträge rund um das Motto „Eltern werden – Eltern sein", wie z. B. das

Stillcafé, werden vom Familienzentrum, das dem PIZ angeschlossen ist, organisiert. Hier konnte zudem eine Kooperation mit dem *Haus der Familie Stuttgart* eingerichtet werden. Zur Organisation des Veranstaltungsprogramms für den Infopunkt Gesundheit und für das Familienzentrum gehören die Kontaktpflege zu DozentInnen, Selbsthilfegruppen und MitarbeiterInnen, die Organisation der Finanzierung und die Öffentlichkeitsarbeit. Projekte des Familienzentrums werden in Kooperation mit dem PIZ geplant und durchgeführt. Ein Beispiel dafür ist die Weltstillwoche, eine WHO/UNICEF- Initiative zur Förderung des Stillens, die jedes Jahr in 120 Ländern in der 40. Kalenderwoche stattfindet. Das PIZ-Team ist der Pflegedirektion unterstellt und arbeitet in verschiedenen Projekten und Arbeitsgruppen mit. Darunter fällt beispielsweise die Mitarbeit an einem onkologischen Pflegekonzept, die Einführung und Umsetzung von Patientenedukation auf den Stationen oder die Entwicklung und Bereitstellung edukativer Instrumente im Rahmen der Implementierung der nationalen Expertenstandards des Deutschen Netzwerkes für Qualitätsentwicklung in der Pflege (DNQP). Die Einführung der MitarbeiterInnen in das Thema Patientenedukation, die Projektplanung und das Miteinfließenlassen von wissenschaftlichen Erkenntnissen stellen hier die Aufgaben der PIZ-Mitarbeiterinnen dar. In Zusammenarbeit mit den Pflegenden verschiedener Fachbereiche werden im PIZ auf diese Weise Programme und Lösungen für Probleme und Patientenfragen entwickelt. Die Mitarbeiterinnen des PIZ pflegen außerdem einen guten Kontakt zu den Mitgliedern anderer Berufsgruppen im Marienhospital Stuttgart (Ärzte und Ärztinnen, PsychologInnen, Physio- und ErgotherapeutInnen, SozialarbeiterInnen ...), sodass auch hier der Austausch und die Beteiligung gewährleistet sind. Die PIZ-Mitarbeiterinnen stellen ihre Arbeit und Angebote regelmäßig verschiedenen Interessierten (z. B. dem regionalen Frauenkreis) oder in der Ausbildung befindlichen Pflegekräften sowie im Rahmen von Fachweiterbildungen vor.

3 Die BesucherInnen

Prinzipiell kann jeder das PIZ im Marienhospital Stuttgart besuchen, unabhängig von einer Behandlung. Die größte Besuchergruppe bilden dennoch die stationären und ambulanten PatientInnen, die in der Klinik versorgt werden. Ins PIZ kommen zudem viele Angehörige, die sich hinsichtlich der Erkrankung eines Familienmitglieds beraten lassen möchten. Durch die im PIZ eingerichtete Pflegebibliothek für MitarbeiterInnen kommen auch viele Pflegekräfte hierher. Die Auszubildenden nutzen das PIZ gerne, um für eine Hausaufgabe oder eine Hausarbeit zu recherchieren. Die Themenschwerpunkte der Beratungen im PIZ liegen bei den Behandlungsschwerpunkten der 17 Fachkliniken im Marienhospital Stuttgart. Da die Klinik beispielsweise mehrere zertifizierte Zentren hat, steht das Thema Krebserkrankungen mit an vorderster Stelle. Außerdem werden häufig die Themen Ernährung und Diät, Rehabilitation, Neurologie, plastische Chirurgie, Hals-Nasen-Ohren-Heilkunde und pflegende Angehörige angefragt. Bei der statistischen Auswertung der Besucherfragen unterscheiden die PIZ-Mitarbeiterinnen zwischen 48 verschiedenen Themenkategorien. Im PIZ des Marienhospitals Stuttgart wurden seit der Eröffnung im Mai 2009 über 7000 BesucherInnen beraten. Davon waren etwa 65 % Frauen und 35 % Männer. Der Altersschwerpunkt liegt bei BesucherInnen in der zweiten Lebenshälfte.

4   Grundsätze der Beratung

Bei einer Beratung im PIZ wird immer nach einer Möglichkeit gesucht, die BesucherInnen zu befähigen, ihren Alltag im Anschluss an die Beratung bestmöglich informiert zu bewältigen. Dazu haben alle PIZen, die im Netzwerk für Patienten- und Familienedukation in der Pflege e. V. angemeldet sind, einige Grundsätze:

- Es werden keine Diagnosen gestellt;
- es werden keine Therapien vorgeschlagen;
- die PatientInnen werden nicht in eine bestimmte Richtung beeinflusst;
- bisherige Behandlungsverfahren werden nicht bewertet;
- es wird keine Information oder Beratung zu nicht anerkannten Verfahren gegeben;
- der Besuch im PIZ ersetzt nicht den Gang zum Arzt, sondern soll diesen ergänzen.

In sehr vielen Fällen helfen die PIZ-Mitarbeiterinnen erst mal bei der Navigation durch einen „Wirrwarr" aus Fachbegriffen, Untersuchungen, unbeantworteten Fragen und den Mengen an Informationen, die die PatientInnen selbst mitbringen; meist stammen diese Informationen aus dem Internet. Die Hilfestellung bei der Internetrecherche wird von den BesucherInnen gerne in Anspruch genommen – einerseits weil vielen der Umgang mit dem Internet nicht vertraut ist und andererseits weil viele Informationen im Netz unvollständig oder sogar falsch sind. Ist eine erste Ordnung hergestellt, gehen Fragen und Probleme tiefer, zumal sich durch die erste Hilfe eine Vertrauensbasis aufgebaut hat. Alles, was die BesucherInnen im PIZ erzählen, unterliegt dabei selbstverständlich der Schweigepflicht. Im Patienten-Informationszentrum des Marienhospitals Stuttgart bleiben die PatientInnen anonym, wenn sie das möchten. Das Patienten-Informationszentrum am Marienhospital Stuttgart liegt zentral im Eingangsbereich. Nicht selten wird der Lesebereich durch PatientInnen besetzt, die das ruhige Ambiente als erholsam empfinden.

Das PIZ besteht aus zwei nebeneinander liegenden, miteinander verbundenen Räumen. Der Besucherraum ist einer Bücherei ähnlich gestaltet, der andere Raum birgt die Arbeitsplätze für die Mitarbeiterinnen und wird auch für Beratungen genutzt, die unter Ausschluss anderer PIZ-BesucherInnen stattfinden sollen. Im Raum mit den frei zugänglichen Medien ist auch der Internetrechercheplatz untergebracht, welcher von den BesucherInnen kostenlos genutzt werden kann. Das PIZ ist wochentags von 10:00–13:00 Uhr und von 14:00–17:00 Uhr geöffnet. Nach Absprache kann auch ein individueller Termin gefunden werden oder ein Besuch direkt am Patientenbett stattfinden. Für Pflegekräfte wurde im PIZ eine eigene Pflegebibliothek eingerichtet, in der Fachliteratur und Fachzeitschriften zur Recherche bereitgehalten werden. Die Pflegekräfte der Stationen können sich zudem auch Infomaterial für „ihre" PatientInnen im PIZ zusammenstellen lassen und anschließend die Beratung selbst übernehmen.

5   Öffentlichkeitsarbeit

Mobile PatientInnen und deren Angehörige werden von den Pflegenden auf das PIZ hingewiesen; sie sehen das Angebot in der Patientenzeitschrift, im Patientenfernsehen, in Flyern oder auf im Hause ausgehängten Plakaten. BürgerInnen und andere Interessierte erfahren von den Angeboten im PIZ durch einen Besuch am Infopunkt Gesundheit, über die Presse und durch Weiterempfehlung. Viele ehemalige PatientInnen kommen nach dem stationären Aufenthalt wieder, um sich weitergehend zu informieren. Die Angebote des PIZ werden auch immer wieder in Infoveranstaltungen vorgestellt (z. B. in einem regionalen Frauenkreis).

5.1 Mediennutzung

Im PIZ werden verschiedene Medien genutzt: Broschüren, Flyer, DVDs, CDs, Internet und Bücher. Es wird darauf geachtet, dass alle Informationen valide, aktuell und möglichst neutral sind. Aktuell sind über 200 verschiedene Flyer und über 300 verschiedene Bücher vorrätig. Ein Werkzeug zur Einschätzung der Flyer stellt die Wittener Liste zur Broschürenbewertung dar. Darin werden zehn Kriterien abgefragt, die eine gute Broschüre erfüllen sollte. Das Merkblatt ist nach den Vorgaben der „Wittener Liste zur Broschürenbewertung" gestaltet. Diese lauten:
- Zielgruppe und Ziel sind angegeben;
- der Alltagbezug ist vorhanden, die Informationen sind relevant;
- eine positive Bewältigung ist beabsichtigt, die Adressaten werden persönlich angesprochen;
- Umfang und Schriftgröße sind lesefreundlich;
- Verständlichkeit ist gegeben (z. B. kurze Sätze, weitgehender Verzicht auf medizinische Fachausdrücke);
- ein „roter Faden" in Layout, Überschriften, Abbildungen und Gliederung ist erkennbar;
- die Informationen sind aktuell, Literatur, Quellen und das Datum sind angegeben;
- die AutorInnen werden genannt;
- weiterführende Hinweise und Adressen werden genannt;
- die Vollständigkeit des Themas ist gegeben.
(vgl. Wittener Liste zur Broschürenbeurteilung)

Soweit es möglich ist, wird auch nach evidenzbasierten Quellen recherchiert. Die Medienauswahl gestaltet sich bei der PIZ-Planung sehr zeitaufwändig, da das potenzielle Medienangebot auf Verständlichkeit (für medizinische Laien), Aktualität und Verlässlichkeit hin überprüft werden muss. Am Marienhospital Stuttgart wurden hierzu die verschiedenen

Fachabteilungen gebeten, eine Auswahl an guter Literatur für das PIZ zusammenzustellen. Zudem erwiesen sich die Bücher- und Broschürenlisten der Bundeszentrale für gesundheitliche Aufklärung, des Bundesministeriums für Gesundheit und die Literaturlisten von anderen PIZen als sehr hilfreich. Die Mitarbeiterinnen im Patienten-Informationszentrum pflegen einen guten Kontakt zu anderen Beratungs- und Informationsstellen im Umkreis. Dazu gehören beispielsweise die Selbsthilfekontaktstelle KISS Stuttgart, die Krebsberatungsstelle Stuttgart, die Brückenschwestern des onkologischen Schwerpunkts Stuttgart oder die Stuttgarter Hospize, die unter anderem auch Hilfestellung bei der Trauerarbeit geben. Diese Kontakte werden stets genutzt, um auch das Informationsmaterial auf dem neuesten Stand zu halten. Die Mitgliedschaft im Netzwerk für Patienten- und Familienedukation in der Pflege e. V. ermöglicht zudem in diesem Bereich einen guten Austausch mit MitarbeiterInnen aus anderen PIZen.

6 Das Netzwerk Patienten- und Familienedukation in der Pflege e. V.

Das Netzwerk für Patienten- und Familienedukation in der Pflege e. V. wurde 2001 von den Trägern der ersten Patienten-Informationszentren (Lüdenscheid und Lippstadt) und dem Institut für Pflegewissenschaft der Universität Witten/Herdecke gegründet. Ziel des Netzwerkes ist es, Patientenedukation als pflegerische Arbeit zu verankern. Außerdem soll die Bedeutung von Patientenedukation an die Öffentlichkeit gebracht und die Situation von pflegebedürftigen Menschen durch Patientenedukation verbessert werden. Durch Fachtagungen, Arbeitstreffen, Workshops und Studientage soll Patientenedukation theoretisch fundiert werden und sollen Wege zu empirischen Belegen und Evaluation ausgearbeitet werden. Die Netzwerkmitglieder tauschen hierzu regelmäßig Informationen und Erfahrungen aus. Das Netzwerk Patientenedukation hat zur Qualitätssicherung der Edukationsarbeit einige Leitsätze formuliert. Diese lauten wie folgt:

- Pflegebezogene Patientenedukation ist von einer wertschätzenden Haltung geprägt. Respekt und Akzeptanz gegenüber den Patientinnen und Patienten gehören ebenso zu dieser Haltung wie Diskretion und Empathie.

- Pflegebezogene Patientenedukation zeichnet sich durch vielfaltige Kompetenzen aus:
  - Fachkompetenz: einerseits die der Pflegefachkraft, andererseits auch die der Patientin/des Patienten – sie/er ist Expertin/Experte ihrer/ seiner Krankheit, der jeweilige Wissensstand muss dringend beachtet und deshalb ausgelotet werden.
  - Methodenkompetenz: Lern- und Motivationstheorien sollen beachtet, Grundlagen der Methodik und Didaktik angewendet werden.
  - Sozialkompetenz: Patientenedukation bedeutet ein „In-Beziehung-Sein" mit Menschen und ein „Miteinander-Reden". Daher sind Kommunikation und Interaktion in der Patientenedukation untrennbar miteinander verbunden.
- Patientenedukation ist eine multimediale Informationsvermittlung. Die Qualität der Inhalte der verwendeten Medien muss gewährleistet sein.
- Patientenedukation soll eigenes Lernen der PatientInnen anregen und mit weiteren Informationen vernetzen.
- Patientenedukation soll strukturiert, geplant und prozesshaft stattfinden.
- Patientenedukation soll nutzerorientiert und niederschwellig sein.
- Patientenedukation muss auch von PatientInnen in prekärer finanzieller Situation in Anspruch genommen werden können.
- Patientenedukation zeichnet sich durch Kooperation und interdisziplinäre Zusammenarbeit mit anderen Einrichtungen des Gesundheitswesens aus.
- Patientenedukation setzt Impulse für die Weiterentwicklung und Professionalisierung der Pflege.

(vgl. Abt-Zegelin, 2007, S. 93 f.)

Viele Mitglieder des Netzwerks Patienten- und Familienedukation in der Pflege e. V. bieten so wie das PIZ im Marienhospital Stuttgart kostenlose Information, Schulung und Beratung sowie multimediales Informationsmaterial an. Daneben gibt es zudem engagierte Einzelpersonen in den Feldern Beratung und Schulung sowie Pflegewerkstätten, die Angebote im Themenbereich des SGB IX anbieten.

Literatur

Abt-Zegelin, Angelika (2007): Das „Netzwerk Patienten- und Familienedukation in der Pflege e.V.". In: Büker, Christa/Gossens, Johanna/Abt-Zegelin, Angelika (Hg.): Patienteninformationszentren als pflegerisches Handlungsfeld. Aufbau und Gestaltung. Hannover: Schlütersche, S. 91–96.

Internetquellen

Wittener Liste zur Broschürenbewertung auf der Homepage des Netzwerkes für Patienten- und Familienedukation in der Pflege e. V. (Stand: 16. August 2013) http://patientenedukation.de/downloads/Wittener_Liste.pdf

Autorinnen und Herausgeberin

Andrea Brenner, Dr. phil., MNSc, RN, Dozentin

Andrea Brenner ist diplomierte Pflegefachfrau, absolvierte die Weiterbildung zur Berufsschullehrerin im Gesundheitswesen, Fachbereich Pflege, und das Studium der Pflegewissenschaft. Im März 2013 schloss sie ihre Dissertation zum Thema Patienten- und Angehörigenedukation im Akutspital ab. Ihre Forschungsschwerpunkte sind Patienten- und Angehörigenedukation und Patientenzufriedenheit.

Seit Februar 2006 ist sie Dozentin und wissenschaftliche Mitarbeiterin am Institut für Pflegewissenschaft (IPW) der FHS St. Gallen, Hochschule für Angewandte Wissenschaften.

Seit 1995 übernimmt sie diverse Lehrtätigkeiten im Bachelor- und Masterstudiengang und in der Fortbildung wie Nachdiplomstudiengänge (NDS) und Master of Advanced Studies (MAS). Die Themen sind: Patienten- und Angehörigenedukation, Pflegeprozess, Pflegediagnostik, evidenzbasierte Pflege, wissenschaftliches Arbeiten, Management chronischer Wunden.

Kathrin Hirter, HöFa2

1980 Diplom in Allgemeiner Krankenpflege; 1991 Postdiplom Pflegeexpertin. Seit 1992 Pflegeexpertin und Praxisentwicklerin am Inselspital Universitätsspital Bern. Projektmäßig erarbeitete sie mit interprofessionellen Teams praxisrelevante Konzepte (Schmerzerfassung und Behandlung bei Säuglingen, Kindern und Jugendlichen; Erfassung und Bearbeitung kritischer Ereignisse; Patienten und Angehörigenedukation etc.) und sorgte für eine nachhaltige Implementierung. Zwischen 2004 und 2009 war sie nebst ihrer Anstellung in der klinischen Praxis beim Aufbau des Bereichs Fachentwicklung und Forschung der Direktion Pflege/MTT beteiligt. Seit 2010 ist sie zu 80 % als wissenschaftliche Mitarbeiterin in diesem Bereich angestellt. Sie ist verantwortlich für das Rahmenkonzept Patienten- und Angehörigenedukation und dessen Umsetzung und Evaluation.

Anja Monn, B.A.

Ausbildung zur Gesundheits- und Krankenpflegerin in Stuttgart (Examen 2007), Studium Gesundheitsförderung an der Pädagogischen Hochschule Heidelberg (Bachelor 2010). Seit 2010 Mitarbeiterin im Patienten-Informationszentrum im Marienhospital Stuttgart.
Kontakt: anja.monn@vinzenz.de

Autorinnen und Herausgeberin

Barbara Plessl-Schorn, Mag., MSc

Gesundheits- und Krankenpflegediplom, Krankenanstalt Lainz, Wien 1989; Studium der Pflegewissenschaft an der privaten Universität für Gesundheitswissenschaften, medizinische Informatik und Technik (UMIT) in Wien 2012; Masterlehrgang der Supervision, Coaching und Organisationsentwicklung bei der ARGE-Management Wien 2007; berufliche Erfahrungen in der direkten Pflege in unterschiedlichen Handlungsfeldern. Derzeitige Beschäftigung: Lehrerin am Campus Rudolfinerhaus in Wien mit Schwerpunkt Hauskrankenpflege und chronische Erkrankungen. Freiberufliche Tätigkeit als Supervisorin in freier Praxis mit Schwerpunkt soziale Berufe und Teamentwicklung. Freiberufliche Tätigkeit als DGKS in der Hauskrankenpflege bei HIVmobil.
Kontakt: b.plessl-schorn@rudolfinerhaus.at

Andrea Smoliner, Dr., MNS

Gesundheits- und Krankenpflegediplom, Krankenanstalt Rudolfstiftung Wien; Höhere Fachausbildung in Pflege Stufe 1 und 2, Weiterbildungszentrum für Gesundheitsberufe, Aarau, Schweiz; Master in Nursing Science (MNS), Studium der Pflegewissenschaften an der Universität Maastricht, Niederlande; Doktoratsstudium an der privaten Universität für Gesundheitswissenschaften, medizinische Informatik und Technik (UMIT) in Hall/Tirol, Österreich; derzeitige Beschäftigung: Leiterin der Stabstelle Pflegeentwicklung in der Privatkrankenanstalt Rudolfinerhaus in Wien, Tätigkeitsschwerpunkte: Evidence-based Nursing, Patientenedukation.
Kontakt: a.smoliner@rudolfinerhaus.at

Angelika Zegelin, Prof. Dr.

Krankenschwester, Pflegewissenschaftlerin, seit 1996 Curriculumsbeauftragte an der Universität Witten/Herdecke, davor langjährig Lehrerin in Aus-, Fort- und Weiterbildung, Magisterabschluss Erziehungswissenschaften, Promotion zum Thema Bettlägerigkeit 2004, Honorarprofessor Mathias-Hochschule Rheine. Arbeitsschwerpunkte: Entwicklung von Pflegewissenschaft, Aufbau einer pflegeorientierten Patienten- und Familienedukation, Interaktion in der Pflege, Sprache und Pflege, Praxisentwicklung, Aktivitäten im Bereich Demenz, Prävention von Bettlägerigkeit.

94